뇌가 20년 젊어지는 두뇌 자극법

신경내과 전문의가 알려주는

뇌가 20년 젊어지는 두뇌 자극법

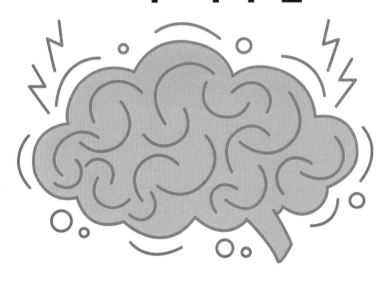

요네야마 기미히로 지음 | 황소연 옮김

전나무숲

시작하면서

"머리 좋아지는 방법 좀 없어요?"

아무리 나이를 먹어도 호기심이 가는 질문이다.

수험생들은 '기억력이 좀 좋아졌으면……', 회사원들은 '기발한 아이디어로 회사에서 인정받고 살았으면……', 좀더 나이를 먹으면 '젊은 사람들처럼 머리가 빠릿빠릿 돌아갔으면……' 하고 저마다 머리 좋아지는 방법을 찾아 이리저리 머리를 굴리고 있다. 그것도 간절히.

그런 사람들의 기대에 발맞춰 머리 좋아지는 방법이 세상에 넘쳐나지만, 대부분이 고난도의 기술과 노력을 요하는 것들뿐이다. 좀더 간단하면서도 손쉽게 머리가 좋아지게 만들 방법은 없을까?

최근 뇌과학 연구를 통해 나이가 들어도 뇌세포가 늘어난다는 사실이 새롭게 밝혀졌다. 더욱이 뇌세포는 머리를 많이 쓸수록 더 활발히 증가한다고 한다. 그렇다면 일상생활 속에서 자꾸 머리를 쓰려고 노력한다면 머리가 좋아지지 않을까?

주위를 둘러보면 나이가 많아도 항상 새로운 일에 도전하면서 활기차게 사는 사람들이 있다. 예를 들면 세계적으로 명성을 떨친 화가 피카소는 살아 생전 아흔 살이 넘어서도 창의적이고 새로운 예술작품을 많이 남겼다.

지금까지 인간의 뇌는 나이와 함께 노화된다고 알려져왔지만, 오랜 연구 결과 오해였음이 밝혀졌다. 만약 나이가 들면서 머리가 나빠졌다고 느낀다면, 그것은 익숙해진 일상으로 인해 뇌의 활동이 둔해졌기 때문이다. 좋아하는 일에 파묻혀 열정적인 삶을 영위하는 사람들은 굳이 의식하지 않더라도 자신도 모르는 사이에 뇌를 단련시킨다. 피카소처럼…….

생활습관과 사고방식에 따라 인생은 천차만별이다. 뇌도 마찬가지라는 것이 현대 뇌과학 연구를 통해 속속 입증되고 있다.

이 책에서는 그러한 사실에 기초하여 **일상생활 속에서도 충분**

히 실천할 수 있는 '두뇌 자극 훈련법'을 소개하고 있다. '뇌를 자극하는 훈련한다고? 왠지 사기 같아!' 하며 미심쩍어하는 사람도 있을지 모르겠다. 하지만 책장을 한 장 한 장 넘기다 보면 아주 사소한 행동이 뇌를 다시 젊어지게 한다는 사실을, 나이가 들어도 머리가 좋아진다는 사실을 실감할 수 있을 것이다.

＿ 요네야마 기미히로

이 책의 순서는

PART 2

저절로 머리가 좋아지는 두뇌 자극 훈련 30

Chapter 1 _ 오감을 자극하여 뇌에 생기를 준다

Chapter 2 _ 신선한 자극은 두뇌 비타민이다

Chapter 3 _ 뇌를 골고루 쓰면 총명해진다

Chapter 4 _ 똑똑한 식습관이 두뇌의 힘을 길러준다

Chapter 5 _ 잠깐의 운동이 잠자는 두뇌를 깨운다

Chapter 6 _ 작은 성공이 뇌를 싱싱하게 단련한다

Part 1

사소한 자극과 행동의 변화가
뇌를 젊게 만든다

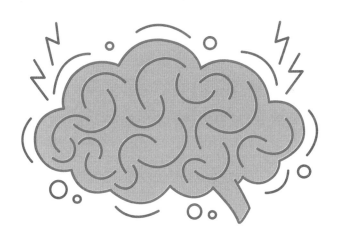

진짜
머리 좋은
사람은?

IQ가 높은 사람은
진짜 머리 좋은 사람일까?

'저 녀석은 정말 머리가 좋아!'라는 이야기를 할 때 굳이 IQ (Intelligence Quotient, 지능지수)를 언급하지 않더라도, 대다수 사람들은 '저 녀석은 정말 IQ가 높아'라는 의미로 받아들인다. 그런데 IQ를 측정하는 지능검사가 1900년대 초에 고안되었다는 사실을 혹시 알고 있는가?

지능검사는 학교 공부에 얼마나 잘 적응하는지 알아보는 검사로, IQ가 높을수록 성적도 상위권일 확률이 높다. IQ가 높을수록 입시전쟁에서도 유리한 고지를 차지할 수 있다는 이야기이다. 하지만 정작 IQ가 높은 학생 중에서 성적이 좋은 학생은 반 정도밖에 되지 않는다고 한다. IQ라는 지표로는 그 정도밖에 알 수 없다는 뜻이다.

더욱이 IQ가 좋은 사람이 사회에 나가 성공가도를 달리느냐 하면 반드시 그렇지만은 않다.

IQ와 업무·연구 실적도의 관련성도 마찬가지다. IQ가 높으면서 업무나 연구에서도 두드러진 실적을 올리는 사람은 전체의 10분의 1도 안 된다고 한다. **업무 능력과 IQ의 관계가 그리 밀접하지 않다는 이야기이다.**

또한 머리의 좋고 나쁨을 IQ로 잴 수 있다고 생각하는 사람이 많은데, IQ 검사를 하는 목적 자체만 봐도 그렇지 않음을 쉽게 짐작할 수 있을 것이다. 게다가 같은 사람이라도 지능검사를 할 때마다 IQ가 매번 변한다고 한다.

다시 말해, IQ만 가지고는 그 사람의 머리가 좋은지 나쁜지를 절대 판단할 수 없다.

자신의 능력을 충분히 살리는 사람이
진짜 머리 좋은 사람

'머리가 좋다'는 평가는 '어떤 특정한 능력'이 우수하다는 것으로 보기 힘들 수도 있다. 예를 들어, '적응력'이라고 해보자. 아프리카 지역에서는 현대 문명인보다 원주민이 훨씬 빠르고 쉽게 생활에 적응할 것이다.

동물과 인간을 놓고 보더라도 비교 대상이 무엇이냐에 따라 그 결과가 판이하게 달라진다. 후각만을 따로 떼어 비교하면 인간보다 개가 훨씬 뛰어나지 않겠는가.

학습능력에 관한 것도 마찬가지다. 학교에서 우등생이 될 가능성이 높은 사람을 조사하는 것이라면 IQ 테스트가 도움이 되겠지만, 오늘날 머리 좋은 사람이라고 손꼽히는 노벨상 수상자들은 공부와 담을 쌓았던 사람들이 적지 않다. 아인슈타인의 학교 성적이 형편없었다는 사실은 누구나 잘 알고 있는 이야기가 아닌가!

누구나 바라는 '좋은 머리'란 자신의 재능을 최대한 살릴 수 있는 능력을 말하는 것이 아닐까?

한마디로, 머리가 좋아지는 최고의 방법은 하루라도 빨리 자신의 재능을 발견하고 그 능력을 최대한 발휘하기 위해 노력하는 것이다.

최고를 목표로

뇌는

항상 진화한다

머 리 좋 아 지 는 열 쇠 는
뇌 신 경 세 포 의 네 트 워 크

우리의 뇌는 도대체 어떤 일을 하고 있을까?

감동의 눈물을 흘리고 숨이 멎을 정도로 깜짝 놀라거나 화가 머리끝까지 치밀어오르는 등, 우리가 일상생활에서 경험하는 모든 감정은 뇌세포 가운데 일부가 호르몬의 변화로 인해 전기적인 충격을 받으면서 일으키는 정신활동이다.

또한 뇌는 신체를 움직이게 하는 중추적인 역할을 담당하여,

외부에서 들어온 정보에 반응하고 손발이나 신체 각 기관에 운동 명령을 내린다. 그리고 손발이나 피부 등 감각기관에서 감지한 정보를 분석하는 감각의 중추기관이기도 하며, 감정과 운동 기능을 연결하기도 한다.

뇌는 이러한 활동을 눈 깜짝할 사이, 그것도 한 번에 몇 가지씩 훌륭히 해낸다. 운전을 하면서 음악을 듣고, 동시에 누군가를 그리워하는 것은 매우 위험한 일처럼 보이지만 사실 뇌 입장에서 보면 그야말로 '식은 죽 먹기'이다.

이런 사실만으로도 뇌의 놀라운 능력을 잘 알 수 있지만, 무엇보다도 가장 감탄할 만한 점은 갈면 갈수록 예리해지는 칼처럼 뇌도 '쓰면 쓸수록 좋아진다'는 사실이다.

컴퓨터의 경우 동일한 계산식을 몇 번이고 반복해서 풀어도 그 문제를 푸는 방식에는 변화가 없다. 스스로 진화하는 일은 결코 일어나지 않는다. 하지만 뇌는 항상 최고의 속도를 내기 위하여 스스로 진화해간다. 이것이 뇌와 컴퓨터의 결정적인 차이이다.

그렇다면 뇌는 어떻게 스스로 진화할까?

그 비밀의 열쇠는 바로 뇌를 구성하는 뇌세포, 즉 뇌의 신경세포에 있다.

뇌의 신경세포는 축삭돌기(신경세포의 세포체와 연결되어 있는 긴

●● 세력을 확장해가는 뇌 신경세포

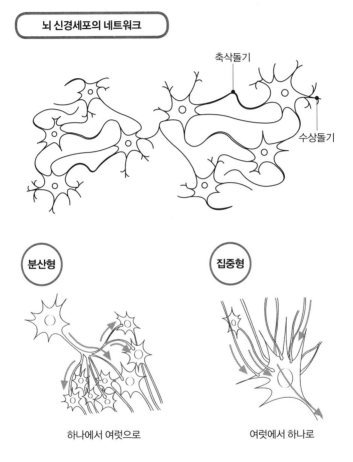

뇌 신경세포의 네트워크

축삭돌기

수상돌기

분산형

집중형

하나에서 여럿으로

여럿에서 하나로

뇌 신경세포는 분산 또는 집중하면서
네트워크를 확장시켜 나간다.

돌기)와 수상돌기(신경세포의 세포체에서 삐죽 나와 있는 짧은 돌기)로 서로 연결되어 네트워크를 형성하고 있는데, 외부로부터 자극을 받을 때마다 네트워크를 변화시킨다. 그러면 뇌는 외부의 자극에 다양한 반응을 보이는 것이다.

'머리가 좋아진다'는 것은 뇌가 훈련을 통해 더 굳세고 튼튼한 네트워크, 즉 두뇌 회로를 생성한다는 의미이다.

내가 좋으면
뇌도
좋아한다

뇌는 좋아하는 것에
더 잘 반응한다

　뇌는 좋아하는 일을 할 때 거의 피로를 느끼지 않는다. 피로는 커녕 좋아하는 일에 집중하면 오히려 진화를 거듭한다.

　앞에서도 얘기했지만 뇌가 변한다는 것은 뇌 신경세포끼리 네트워크를 늘려간다는 말이다. 우리 두뇌에 지금까지 없었던 길이 새롭게 만들어지는 것이다.

　길이 넓어지면 교통체증이 풀려 자동차가 빨리 달릴 수 있듯이, 뇌세포의 네트워크가 늘어나면 두뇌 활동도 활발해진다.

따라서 머리가 좋아지길 원한다면 좋아하는 일을 많이 해서 외부자극을 늘리는 것이 무엇보다 중요하다. 좋아하는 일을 계속하다 보면 뇌가 그에 적합한 방향으로 발달한다.

영어를 재미있어하는 사람은 어학 공부에 적합하도록 좌뇌가 발달하고, 그림 그리기에 관심이 있는 사람은 감각적인 우뇌가 쑥쑥 발달한다.

머리 좋아지는 비결을 한마디로 요약하면 '내가 좋아하는 일을 찾아내어 열심히 배우고 익히는 것'이다. 이것이 가장 이상적인 두뇌 훈련법이며, 자신의 능력을 최대한으로 끌어올릴 수 있는 비결이다.

하고 싶은 맘이 없으면
과감히 폐기처분한다

'도대체 내가 어떤 일을 좋아하고 어떤 일에 소질이 있는지 잘 모르겠는데 어쩌죠?' 하는 사람도 있을 것이다.

자신의 재능이 무엇인지는 아무도 가르쳐주지 않는다. 우리는 어린 시절부터 '모든 일에 최선을 다해라', '노력하면 반드시 성공한다'고 교육을 받아왔다. 그리고 결과가 만족스럽지 않으면 자신의 노력이 부족한 탓이라며 자책한다.

그렇지만 사람은 저마다 잘하는 것과 못하는 것이 따로 있다. 유명한 화가가 훌륭한 운동선수가 되기는 힘들며, 대기업 회장이라고 해서 최고의 음악가가 될 수 있는 것도 아니다. 아무리 성공한 사람이라도 자신의 전문 분야가 아니거나 흥미가 없는 일에서는 실력 발휘를 하지 못한다.

사람은 누구든 자신이 좋아하는 일을 할 때 최선을 다할 수 있다. 그런 점에서 '재능'이란 한 분야에서 기적적인 노력을 다할 수 있는 능력인지도 모른다.

어떤 사물에 '마음이 움직이는 감동'을 느끼는 것은 사람마다 다르다. 길가에 핀 노란 꽃을 보고 아름답다고 느끼는 사람이 있는가 하면, 어떤 사람은 꽃보다는 그 옆에 떨어져 있는 금속 파편에 흥미를 가진다. 관심이 생기면 가까이 가서 주의 깊게 살펴보고 싶은 게 사람 마음이다. 꽃을 아름답다고 느끼느냐, 혹은 꽃 주위에 떨어져 있는 금속 파편에 시선이 고정되느냐, 바로 그 차이가 개성이다.

뇌가 좋아하는 것을 찾으려면 **마음을 움직이는 무엇인가를 빨리 찾아야 한다. 그때 힌트가 되는 것이 의욕이다.** 할 마음이 없

●● 좋아하는 것은 Yes! 싫어하는 것은 No!

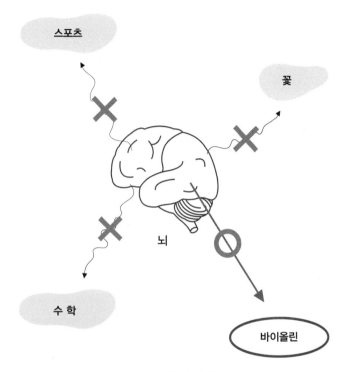

하고 싶다는 의욕이 생기는
일에 몰두해라.

고 의욕이 생기지 않는다면 자신의 뇌가 그쪽으로 소질이 없다고 보면 된다. 의욕 없이 시큰둥한 마음은 뇌를 병들게 할 따름이다.

자, 지금부터는 '하고 싶다, 할 수 있다'는 의욕이 샘솟는 일에 몰두해보자.

뇌세포도

다이어트를

한다

쓰지 않는 뇌세포는
어느 순간 사라진다

뇌는 신경세포가 모여 만들어지는데, 각각의 신경세포는 축삭돌기나 수상돌기로 서로 연결되어 네트워크를 형성한다. 뇌를 지구에 비유하면 지구상의 대도시나 국가는 '세포체', 그것들을 연결하는 국제전화나 인터넷의 케이블 등은 '축삭돌기', 국내전화나 가정용 컴퓨터는 '수상돌기'가 된다.

뇌는 크게 대뇌, 소뇌, 뇌간으로 나누어지는데, 뇌 신경세포는 뇌 전체에 균일하게 존재하는 것이 아니라 대뇌피질(대뇌의 표면)과 소뇌, 뇌간 등에 집중적으로 존재한다. 뇌 신경세포는 원칙적으로 재생되지 않으며 나이가 들면서 감소한다.

단, 사용하지 않는 세포만 줄어들 뿐이어서 특별한 이상이나 자각증상은 없다.

대표적인 뇌 관련 질병인 알츠하이머(퇴행성 뇌 질환)의 경우, 뇌 세포의 감소 속도가 무시무시할 정도로 빨라서 정상적인 생활이 불가능할 정도이다.

하지만 알츠하이머처럼 정도가 심한 경우가 아니라면, 뇌 신경 세포가 줄어드는 것이 꼭 문제가 되는 것만은 아니라는 주장도 있다. 필요 없는 세포를 정리하기 때문에 오히려 효율적이라는 말이다. 예를 들면 화가가 불필요한 선이나 화려한 색의 사용을 과감히 정리해 주제를 더욱 부각시키는 것과 같다.

이 밖에도 뇌세포의 수와 관련해 '신경교세포(neuroglia cell)'를 살펴볼 필요가 있다. 신경교세포는 뇌 신경세포의 에너지원인 포도당과 산소를 뇌 혈관에서 끌어내 전달하는 역할을 한다. 뇌 신경세포가 제 기능을 다할 수 있도록 도와주는 지원군인 것이다.

뇌 신경세포는 원칙적으로 재생되지 않는다고 알려져왔지만 신

●● 뇌 신경세포

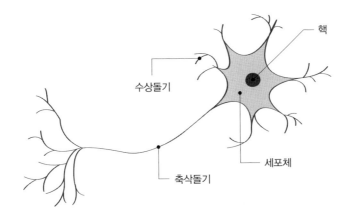

핵

수상돌기

세포체

축삭돌기

●● 신경교세포

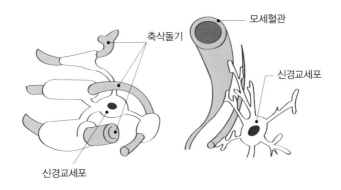

축삭돌기

모세혈관

신경교세포

신경교세포

경교세포는 손상되어도 다시 생긴다. 종양은 세포에 재생 능력이 있는 장기에만 생기는데, 뇌종양은 뇌 신경세포가 아니라 신경교세포가 비정상적으로 증식하는 질병이라고 여겨진다.

키는 더 안 자라도
뇌는
더 자란다

어른이 되어도
뇌세포는 늘어난다

'뇌 신경세포는 재생되지 않는다.'

이 명제는 대뇌 생리학의 대전제였다. 그래서 성인이 되면 하루 2만~10만 개의 뇌세포가 줄어든다고 철썩같이 믿어왔다. 뇌와 관련된 대다수의 질병이 고치기가 어려운 까닭에, 신경세포는 한번 손상되면 다시 회복되지 않는다고 여긴 것이다.

치매의 원인이 되는 알츠하이머의 경우, 대뇌피질에 있는 뇌 신경세포가 급속하게 줄어들어 기억력이 떨어지기 시작하기 때문에 아무리 집중적인 치료를 해도 다시 예전의 기억력으로 되돌릴 수는 없다. 반면 간 질환은 건강관리를 어떻게 하느냐에 따라 오히려 더 좋아지기도 하고 나빠지기도 한다. 간세포는 재생되기 때문이다.

그런데 최근 이 정설을 뒤엎는 획기적인 연구 결과가 보고되었다. 어른이 되어서도 뇌세포가 늘어날 수 있다는 것이다!

영국 런던에서는 고전적인 스타일의 검은색 택시가 명물로 꼽힌다. 그런데 택시의 멋진 외관 이상으로 내세울 만한 자랑거리가 바로 차를 모는 운전사들의 탁월한 운전 실력이다. 런던의 택시 운전사는 복잡한 시가지를 한치의 오차도 없이 가로질러 승객을 목적지까지 빠르게 모시는 것으로 유명하다. 런던에서 택시 운전사가 되기 위해서는 2년 동안 시내 지도와 자주 이용되는 노선을 익힌 다음 도로주행 시험에 합격해야만 비로소 면허를 취득할 수 있기 때문이다.

그 점에 착안해, 런던 대학의 엘리노어 맥과이어 박사는 런던의 택시 운전사 16명과 일반인 50명을 대상으로 SMRI(구조적 핵자기 공명 화상법)를 이용, 뇌의 구조를 세밀하게 조사했다. '운동으로 근육을 단련하는 것처럼 뇌도 일정한 훈련을 통해 단련되지 않을까?' 하는 의문을 풀기 위해서였다.

조사 결과, 택시 운전사의 해마 오른쪽 뒷부분이 일반인보다 컸다. 베테랑 운전사일수록 해마의 뒷부분은 크고 앞부분은 도리어 작았다.

해마는 뇌 신경세포가 모여 있는 곳으로, 기억을 일시적으로 저장해두는 역할을 한다. 해마가 '크다'는 것은 뇌세포의 수가 그만큼 늘어났다는 사실을 의미한다. 특히 30년 경력의 운전사는 다른 사람보다 3퍼센트나 해마가 발달해 있었다고 한다. '겨우 3퍼센트?'라고 코웃음을 치는 사람도 있을지 모르겠지만, 그에 따른 뇌 신경세포의 수는 20퍼센트나 증가하게 된다.

이러한 사실은 기존의 상식을 뒤엎는 대발견이었다. 맥과이어 박사는 '매일 길을 찾는 자극이 뇌를 변화시켰다'고 추정했다. 그 말은, **머리를 쓰면 쓸수록 뇌 신경세포가 늘어난다는 의미이다.** 특히 지도를 머릿속에 기억시키는 공간적인 사고와 새로운 체험이라는 경험은 뇌를 발전시키는 데 더할 나위 없이 훌륭한 자극이 된다.

뇌세포는 성인이 되어서도
새롭게 생겨날 수 있다

2001년 5월, 일본 도쿄 대학교의 연구팀은 원숭이의 대뇌피질에서 뇌 신경세포가 성장하는 모습을 특수염색을 통해 증명했다. 또한 미국의 조지 박사는 19~76세까지의 건강한 성인의 뇌를 조사해, 뇌는 48세까지 계속 발달한다는 연구 결과를 발표했다.

미국의 솔크 연구소와 스웨덴의 살그렌스카 대학의 공동 연구팀은 과학 전문지 〈네이처 메디슨〉에 성인의 뇌에서도 신경세포가 새롭게 자라난다는 사실을 발표했다. 50~70대의 암 환자에게 새로 만들어지는 세포하고만 결합하는 물질을 투여했는데, 그들이 사망한 뒤 뇌를 해부하자 해마에서 그 물질이 검출되었다고 한다. 성인의 뇌에서도 뇌 신경세포가 새롭게 만들어진다는 사실이 증명된 것이다.

일본 오사카 대학과 미국 코넬 대학의 공동 연구팀은 성인의 뇌에서도 '신경간세포'가 존재한다는 연구 결과를 발표했다. 신경간세포란 뇌 신경세포가 되기 전 단계의 세포이다. 연구팀은 성인 10여 명의 뇌를 검사하는 과정에서 신경간세포를 발견했는데, 그 가운데 최고령자는 55세였다고 한다. 신경간세포가 성인에게도 존재한다는 말은 나이가 들어도 신경세포가 새롭게 만들어진다는 사실을 증명해주는 것이다.

이 연구팀은 또 신경간세포를 추출해서 세포 성장에 필요한 물질을 첨가해 증식·분화시키는 데에도 성공했다. 이는 환경만 갖추어진다면 뇌 신경세포도 재생 능력이 있음을 의미한다.

미국 하버드 대학의 연구팀도 태아의 신경간세포를 쥐의 뇌에 이식하는 실험에 성공해, 세포가 성장해서 독립된 뇌 신경세포로 분화될 수 있음을 확인했다.

뇌 질환도 더 이상
불치의 병이 아니다!

오랫동안 우리는 뇌세포는 한번 생성된 뒤로 계속 줄어든다고 믿어왔지만, 앞서 소개한 연구 결과는 그렇지 않다는 사실을 증명해주었다. 조건만 갖추어진다면 나이가 들어도 뇌가 쑥쑥 자랄 수 있다니, 얼마나 기쁜 소식인가.

이는 현대 의학의 흐름을 바꾸는 획기적인 발견이다. 지금까지 불치의 병으로 여겨진 뇌 질환도 완치될 수 있다는 새로운 가능성이 열렸기 때문이다.

●● 뇌 활성화의 메커니즘

과거의 학설 뇌 신경세포의 수는 늘지 않지만 네트워크가 늘어난다.

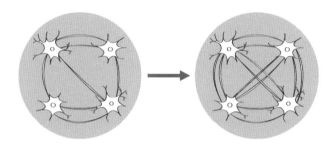

최근의 학설 일부 뇌 신경세포는 늘어날 수도 있다.

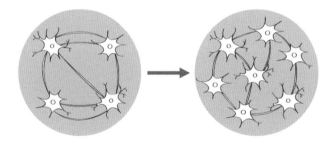

실제 뇌졸중 환자에 대한 적극적인 치료가 현재 진행되고 있다. 미국 피츠버그 대학의 더글러스 콘드지올카 박사는 악성 암세포에서 특수 처리해 만든 600만 개의 뇌 신경세포를 뇌경색 환자 12명에게 이식했더니, 환자 모두 신경마비 등의 증상이 개선되었다는 임상실험 결과를 발표했다. 지금까지 뇌 질환을 고치는 근본적인 방법이 없었다는 사실을 감안하면 이는 '기적과 같은 일'이라고 할 만하다.

알츠하이머의
구세주,
뉴로트로핀

뇌 기능을 향상시키는
자극 물질의 발견

알츠하이머의 초기 단계에서는 뇌 신경세포의 수상돌기가 감소함에 따라 뇌 신경세포의 네트워크도 함께 축소된다. 그런데 최근 이 수상돌기를 늘리는 자극 물질의 존재가 밝혀졌다. 처음에는 '신경성장인자(NGF, Nerve Growth Factor)'로 연구되다가 다른 유사 물질이 발견되면서 모두 통틀어 '신경영양인자(뉴로트로핀, neurotropin)'라고 불린다.

뉴로트로핀은 뇌과학 연구에서 중요한 위치를 차지한다. 신경세포의 성장뿐만 아니라, 완전히 성숙된 뇌세포가 서로 연결된 시냅스(synapse: 축삭돌기와 수상돌기 사이의 연접 부위)에도 영향을 미친다고 알려졌기 때문이다.

최근의 연구에서는 신선초, 홉, 식용 국화꽃 등 식용식물의 성분이 생체 내 뉴로트로핀의 생성을 촉진한다는 사실이 밝혀졌다. 또한 실험용 쥐를 대상으로 한 실험에서는 경구 섭취로도 뉴로트로핀이 늘어난다는 사실을 확인했다.

이러한 연구는 약물로도 수상돌기를 늘리거나 줄이는 것이 가능해졌음을 반증한다. **알츠하이머의 초기 단계에서 뉴로트로핀을 투여하면 증상의 악화를 막을 수 있다는 말이다.** 실제로 사람에게도 효과가 있는지는 아직 입증되지 않았지만, 머지않아 알츠하이머 환자의 기대에 부응할 것이다.

뇌 신경세포가 재생뿐 아니라 성장도 가능하다는 사실이 밝혀진 지금, 뇌에 대한 고정관념을 완전히 바꿀 필요가 있다.

머리 좋아지는 약도

더 이상

허황된 꿈이 아니다

뇌의 상태를 좌우하는
'신경전달물질'

뇌 신경세포끼리의 네트워크는 전선과 전선을 납땜하듯 빈틈없이 연결되어 있지 않다. 그 사이에는 아주 작은 틈이 있다.

뇌 신경세포에 자극을 가하면, 안테나처럼 쭉 뻗어나온 축삭돌기 끝에 구멍이 생겨 내부에 가득 차 있던 신경전달물질이 밖으로 새어나온다. 그리고 다른 뇌세포의 수용체와 결합해 거기에서 전기적인 자극을 일으킨다. 우리의 뇌는 그렇게 **새로운 정보를 다른**

뇌 신경세포에 전달하면서 네트워크를 점점 확장해가는 것이다.

신경전달물질에는 50여 종이 있다고 한다. 그 중에서 확정된 물질은 약 15종으로, 아드레날린과 같이 예전에는 호르몬이라고 불리던 물질도 포함되어 있다.

구체적으로 꼽아보면 아세틸콜린, 아드레날린, 노르아드레날린, 도파민, 히스타민, 세로토닌, γ-아미노낙산, 글리신, 글루탐산 등이다. 그리고 서브스탠스 P, 엔케팔린, 엔돌핀 등도 신경전달물질의 일종이다. 이렇게 여러 개의 신경전달물질이 하나의 뇌 신경세포에 공존하면서 뇌세포 못지않게 두뇌 활동에 중요한 역할을 한다.

우울증이란 신경전달물질인 세로토닌과 노르아드레날린의 양이 감소하거나 혹은 두 물질의 균형이 깨지면서 생기는 질환이다. 이에 따라 세로토닌이 파괴되는 것을 방지하여 세로토닌의 효과를 지속시키는 SSRI(세로토닌 재흡수 억제제)라는 약이 개발되었다.

또한 최근 알츠하이머에 효과가 있다고 알려진 '아리셉트'라는 치료제는 알츠하이머에 걸리면 줄어드는 아세틸콜린이라는 신경전달물질을 늘리는 효과가 있다. 환자에 따라서는 못 보던 시계를 다시 보거나 사람들과 다시 이야기를 나누게 되는 등, 놀라울 정도로 증상이 개선되기도 한다.

●● 뇌 네트워크의 주인공 신경전달물질

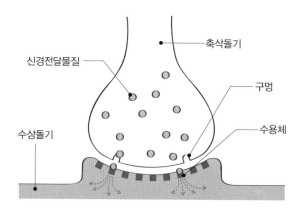

●● 주요 신경전달물질과 그 기능

도파민	쾌감, 창의력, 운동신경, 의욕
아세틸콜린	학습, 기억
노르아드레날린	기억, 공포, 적극성, 스트레스
글루탐산	신경의 흥분
세로토닌	기분의 흥분, 운동, 식욕, 수면
γ-아미노낙산	근육의 긴장 저하, 수면, 불안 감소

다만 알츠하이머의 근본 요인인 뇌 신경세포를 복구시키는 약은 아니기 때문에 뇌 신경세포가 이미 파괴된 단계에서는 효과를 보기 어렵다.

약으로 뇌세포를 변화시킬 수 있다는 사실은 앞으로 뇌질환의 신약 개발에 기대를 품게 하는 고무적인 발견이다. 더욱 발전을 거듭한다면 기억력을 증진시키는 약을 개발하는 것도 허황된 꿈만은 아닐 것이다.

기억의 비밀을
알아야
기억력도 높인다

기억의 달인
그들만의 기술이 있다

방금 들은 말이 생각나지 않거나 늘 쓰던 단어인데 갑자기 떠오르지 않아 답답했던 기억이 누구나 한번쯤은 있었을 것이다. 반면에 아주 어린 시절의 기억이 또렷하게 떠올라 스스로도 흠칫 놀라는 경우도 있다.

기억은 크게 단기기억과 장기기억으로 나뉜다. 보통 3분 전에 전화를 걸어온 상대는 바로 기억이 난다. 그래서 쉽게 그 사람을 떠올릴 수 있는데, 그것은 단기기억 덕분이다. 단기기억이란 일시적인 기억을 말한다.

그 후 3~4일이 지나면 '그때 전화한 사람이 누구였더라?' 하며 전화 상대가 가물가물해진다. 시간이 흐르면서 기억이 희미해졌기 때문이다. 그런데 몹시 중요한 전화나 10년 만에 걸려온 옛 친구의 전화였다면 3~4일이 지나도 생생하게 기억한다. 그것은 단기기억이 장기기억으로 바뀌었음을 의미한다.

기억력은 단기기억과 장기기억을 얼마나 능숙하게 사용하느냐에 따라 달라진다.

진화의 결과이다 - 장기기억

장기기억을 세분하면 에피소드 기억, 의미 기억, 절차 기억, 프라이밍(priming) 기억으로 나눌 수 있는데, 이는 대뇌 작용을 가장 효율적으로 하기 위해 인간의 뇌가 진화해온 결과이다.

★★ 에피소드 기억
우리가 기억해내고자 하면 떠오르는 기억으로, 오랜 추억을 의미한다. '현재 기억'이라고도 말한다. 어린 시절 운동회나 소풍 등

●● 장기기억에는 4가지 종류가 있다

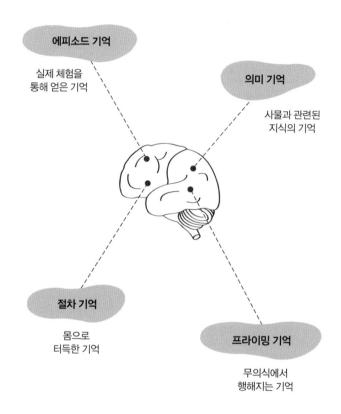

에피소드 기억

실제 체험을
통해 얻은 기억

의미 기억

사물과 관련된
지식의 기억

절차 기억

몸으로
터득한 기억

프라이밍 기억

무의식에서
행해지는 기억

의 추억이 대표적인 사례이다.

에피소드 기억은 자신의 체험을 바탕으로 하기 때문에 '꼭 기억 해야지'라고 다짐하지 않아도 추억하고자 하면 저절로 영상이 떠오른다. 말하자면 잊을 수 없는 기억인 셈이다.

★★ 의미 기억

사물에 관한 지식을 뜻한다. 업무나 취미 등 여러 분야의 지식과 관련된 기억이다. 책을 읽고 늘려가는 기억이기도 하다. 공부는 주로 이 의미 기억의 양을 늘리는 것이다.

의미 기억은 즉석에서 그 지식만 뽑아내기가 굉장히 어려운 탓에 일반적으로 어떤 단서에 의존해 기억해내는 경우가 많다. 예를 들면 '샤갈 그림을 그녀와 함께 보러 갔다'는 에피소드 기억을 떠올리는 것은 그다지 어렵지 않지만, '샤갈이 언제 태어나서 어떤 작품을 남기고, 그림의 스타일은 어떠했는지' 하는 의미 기억은 바로 기억해내기가 힘들다.

그런데 에피소드 기억과 의미 기억은 밀접한 관련이 있다.

'예전에 차를 타고 샌프란시스코를 달렸다'는 기억은 에피소드 기억이지만, 시간이 지나면서 '샌프란시스코는 미국 서해안에 있다'는 기억만 남는다면 그것은 에피소드 기억이 의미 기억으로 변한 것이다.

밤새 달달 외운 내용은 아무래도 의미 기억이 되기 때문에 돌아서면 금방 까먹기 일쑤다. 기억의 단서가 없으니 머릿속에 오래 남기가 어려울 수밖에 없다.

그렇지만 '미국에 갔을 때, ○○동물원에서 본 동물 이름' 식으로 자신의 체험을 응용한다면 그리 어렵지 않게 기억할 수 있다.

세상에는 '기억의 달인'이라고 불리는 사람들이 있는데, 그들은 의미 기억을 에피소드 기억으로 전환시켜 즉석에서 대뇌에 심어넣는 능력이 보통 사람보다 탁월하다.

즉, 기억력이 좋은 사람은 의미 기억을 스토리가 있는 에피소드로 기억하는 기술을 몸에 익히고 있는 것이다. 그렇기 때문에 단시간에 머릿속에 주입할 수도 있고, 확실하게 꺼낼 수도 있다.

★★ 절차 기억

수영이나 운전, 뜨개질 등 몸으로 터득한 기술을 말한다. 여기에는 소뇌도 영향을 끼친다.

소뇌는 대뇌에 숨어 있듯이 존재하는데, 뇌를 버섯에 비유한다면 버섯 우산 아래의 무늬 부분에 소뇌가 존재한다고 할 수 있다.

소뇌에는 몸의 균형을 잡거나 움직임을 유연하게 도와주는 프로그램이 입력되어 있다. 따라서 귀에 있는 반고리관(수평·수직 등 몸의 균형을 감지하는 곳)을 통한 정보나, 몸을 움직여 얻은 정보가 소뇌에 기억되는 것이다. 만약 소뇌가 손상되면 균형을 잡지 못하고 갈지자로 비틀거리며 걷게 된다.

절차 기억은 기억 중에서 가장 잊기 힘든 기억이다. 몇 십 년 동안 자전거를 타지 않았어도 일단 한번 올라타면 거의 무의식적으로 페달을 밟게 된다. 몸으로 익힌 기억을 잊어버리면 생명에 지장을 초래할 수 있으니 잊을래야 잊을 수 없는 기억인 셈이다.

★★ 프라이밍 기억

다소 이해하기 힘든 기억인데, 쉽게 말하자면 무의식에서 행해지는 기억이다.

책을 읽다가 반복해서 나오는 단어는 글자를 읽고서 이해하는 것이 아니라, 단어라는 덩어리 자체로 기억한다. 계속 반복해서 읽은 단어와 비슷한 말이 나오면 이전에 나온 단어로 읽게 되는 것도 그 때문이다. 예를 들면 '사랑'이라는 단어가 반복해서 나왔다고 가정하자. 그러면 이어서 나오는 '사람'이라는 단어도 '사랑'

으로 잘못 인식하기 쉽다.

프라이밍 기억은 문자를 빨리 읽는 데 많은 도움이 되지만 가끔 실수를 초래한다. 병원에서 비슷한 이름의 환자를 서로 착각하는 일도 이 기억과 관련이 있다. 어떻게 그런 착오를 일으킬 수 있느냐고 추궁을 당할 때, 사람이 하는 일인데 실수도 있지 않겠냐고 변명할 수 있는 과학적 근거가 바로 이 프라이밍 기억의 메커니즘이다. 물론 사소한 실수가 돌이키기 힘든 사고를 불러일으키는 의료 현장에서는 절대 있어서는 안 되는 일이지만 말이다.

기억을 선별한다 - 단기기억

앞에서 10초 전, 20초 전의 일에 대한 기억을 단기기억이라고 부른다고 했다. 단기기억에서는 기억의 선별 과정도 이루어진다.

사람이 자신에게 일어난 모든 사실을 기억한다면, 아무리 머리가 좋아도 언젠가는 미쳐버리고 말 것이다. 그래서 중요한 일, 인상에 강렬히 남았던 일, 재미있었던 일을 일시적으로 기억했다가 그 가운데 몇 가지만 선택해서 장기기억으로 보관한다.

단기기억은 해마와 관련이 깊다. 해마를 컴퓨터에 비유한다면, 전원이 끊기면 따로 저장해두지 않은 내용은 모두 지워버리는 RAM(컴퓨터의 주기억 장치)과 같다. 해마의 기억은 항상 소실될 위험이 도사리고 있는 셈이다.

시험 전날 밤을 새고 외운 내용이 시험 당일에는 전혀 기억나지 않는 것이 단기기억의 대표적인 사례이다. 단기기억을 장기기억으로 붙잡아두기 위해서는 다양한 노력이 필요하다.

뇌는
변화를,
컴퓨터는 안정을 추구한다

자꾸 반복하면 할수록
두뇌 처리 능력은 쑥쑥!

기억장치만 놓고 보면 뇌와 컴퓨터 가운데 어느 쪽의 성능이 더 우수할까? 속도나 양적인 면에서는 컴퓨터가 훨씬 더 낫다.

그렇다면 어떤 문장을 반복해서 읽고 기억하는 능력은?

컴퓨터는 입력한 대로 기억하고 있다가 하드디스크에 저장하면 일부러 삭제하지 않는 한 절대 잊지 않는다. 한편 인간의 두뇌는 100자 정도의 문장도 처음에는 제대로 기억하지 못할 뿐만 아니라 기억한 것을 떠올리는 데에도 상당한 시간이 걸린다.

그렇지만 뇌는 반복하는 동안에 기억해내는 속도가 빨라지고, 기억한 내용도 정확해진다. 사용하면 할수록 성능이 좋아진다는 말이다.

컴퓨터에는 그런 능력이 없다. 아무리 반복해도 속도는 언제나 똑같고, 성능 또한 전혀 향상되지 않는다. 이것이 뇌와 컴퓨터의 결정적인 차이점이다.

물론 최근 수년간 인공지능(AI)은 끊임없이 발전해 왔다. 데이터를 학습해 인간보다 더 뛰어나고 방대한 능력을 발휘하기도 한다. 특히 챗 GPT의 능력은 이제 인간을 능가하는 경우도 있다. 하지만 단순한 작업을 할 때는 인간의 뇌보다 월등하지만, 사고 과정이 복잡해지고 특히 창의력을 발휘해야 한다면 뇌의 능력을 따라가지 못한다.

뇌는 입력되는 정보를 효율적으로 관리하기 위해 뇌세포의 네트워크를 항상 변화시킨다.

게임을 할 때 처음에는 규칙이나 환경이 낯설어 실력을 제대로 발휘하지 못하지만, 계속 반복하는 동안 실수나 불필요한 움직임이 줄어 고득점을 올리게 되는 이치와 같다. 이런 뇌의 성질을 컴퓨터에 비유하면 내부 프로그램을 매번 업그레이드한다고 해야

할까?

　이처럼 뇌는 최대의 효과를 올리기 위해 치열한 노력을 기울인다. 그로 인해 우리는 복잡한 판단 능력이나 종합적인 사고를 몸에 익힐 수 있는 것이다.

슬럼프는
'소뇌'로
극복한다

절차 기억은
첫 경험이 무엇보다 중요하다

　과거의 유명한 운동선수들은 지독한 연습벌레가 많았다. 남보다 많은 연습량이 승리의 지름길이라고 믿었기 때문이다. 또한 그것이 '인간의 한계'를 극복할 수 있는 유일한 방법론이라고 여겼다.

　하지만 과학적인 훈련 방법이 도입되면서, 과도한 연습은 오히려 실력 향상을 방해한다는 사실이 밝혀졌다.

기억의 메커니즘도 그와 매우 흡사하다. 절차 기억은 운동신경과 관련이 깊은데, 수영이나 달리기 등의 운동은 소뇌의 영향을 받는다. 달리는 방법을 훈련하면 그 프로그램이 소뇌에 저장되기 때문이다.

소뇌에 저장된 프로그램은 절차 기억이라 좀처럼 잊혀지지 않는다. 그러나 그런 만큼 처음에 올바른 프로그램을 입력해놓지 않으면, 즉 나쁜 자세나 버릇을 저장하면 이후의 실력 향상에 걸림돌이 된다. 절차 기억은 여간해서는 고쳐지지 않기 때문이다. 따라서 **처음에 배울 때 힘들고 번거롭더라도 정확하게 배우는 것이 중요하다.**

슬럼프에는
휴식이 최고!

아무리 연습을 해도 실력이 나아지지 않으면 누구나 슬럼프에 빠지게 마련이다.

야구에서 항상 홈런만 치던 타자가 어느 날 갑자기 파울만 날리는 경우가 있다. 이는 타격 자세를 망가뜨리는 상대 투수의 공으로 인해, 정확한 타격 자세를 잊어버리고 오히려 잘못된 자세를

●● 슬럼프 탈출, 이렇게 해보자!

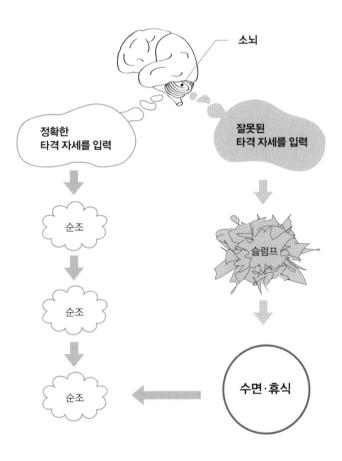

기억하게 된 결과이다.

이렇게 되면 아무리 연습을 많이 해도 잘못된 자세가 반복되기 때문에 좀처럼 컨디션이 회복되지 않는다. 그럴수록 자책감이 심해져 더욱더 깊이 슬럼프에 빠져든다.

이때는 잘못된 기억을 지우고 올바른 자세를 새롭게 저장시켜야만 슬럼프를 극복할 수 있다. 그렇지만 그것은 육체적으로나 정신적으로 엄청난 고통이 따른다.

슬럼프에 빠지면 무엇보다 충분한 휴식을 취하면서 잘못된 자세를 잊어버려야 한다. 휴식의 장점은 몸을 쉬게 하는 것만이 아니라, 쉬는 동안 뇌의 운동 프로그램이 정리되어 최적의 상태가 된다는 데 있다.

아무리 훈련에 매진해도 실력이 향상되지 않는다면 편안하게 쉬면서 자신이 처한 상황을 냉철하게 분석하여 대처 방안을 마련하는 것이 최선이다.

Part 2

저절로 머리가 좋아지는
두뇌 자극 훈련 30

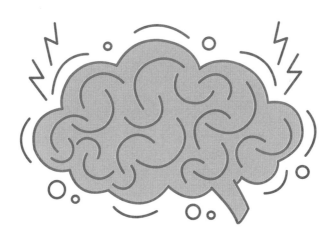

Chapter 01

오감을 자극하여
뇌에 생기를 준다

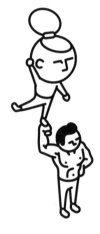

뇌는 쓰면 쓸수록 좋아진다는 사실이 최근 뇌과학 연구를 통해 입증되고 있다.

그렇다면 뇌를 '똑' 소리나게 잘 써서 머리가 좋아지는 방법은 없을까?

무엇보다도 일상생활 속에서 쉽게 실천할 수 있는 방법으로 말이다.

우선 자신의 눈, 코, 입, 귀, 피부 등을 이용해서 잠자고 있는 뇌를 깨워보자.

Chapter 01에서는 오감을 자극하는 두뇌 훈련을 소개하고자 한다.

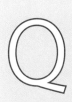 당신의 라이프 스타일은?

⬭ 일주일에 한 번은 처음 가보는 식당에서 식사를 한다.

⬭ 음악은 항상 새로운 장르를 번갈아 듣는다.

⬭ 최신 유행어를 알고 있다.

⬭ 자신의 전문 분야말고도 다른 분야에 대해 잘 알고 있다.

⬭ 가끔 10분 이상 조용히 생각에 잠긴다.

 당신의 두뇌 상태는?

위의 항목 가운데 2개 이상 체크되지 않았다면, 당신의 뇌는 쿨쿨 겨울잠을 자고 있다고 봐야 한다. Chapter 01의 두뇌 자극 훈련을 열심히 실천해서 뇌에 생기를 팍팍 불어넣자!

눈 감고
밥 먹기

- 후각과 미각을 자극한다 -

매 끼니를 대충 때우지 마라

우리는 대부분의 정보를 '눈'을 통해 얻는다. 방에 들어가 스위치를 켠다거나 자물쇠를 잠글 때도 손가락으로 위치를 파악하고 나서 마지막에는 눈으로 꼭 확인해야 직성이 풀린다.

그런데 어느 날 밤 갑자기 정전이 된다면 어떻게 될까?

지금까지의 기억을 더듬어 문고리가 어디에 있는지 손으로 확인한 다음, 열쇠 구멍도 '여기가 맞겠지?' 하며 감(感)에 의지하게 될 것이다.

이렇듯 눈으로 사물을 파악하기 힘든 상황에 놓이게 되면 기억에 의존해 행동할 수밖에 없다. 그만큼 행동 하나하나를 의식하게 되고, 손가락에 감각을 최대한 집중시키게 된다. 이런 방법은 뇌에 더할 나위 없이 훌륭한 자극이 된다.

우리는 매일 넘쳐나는 정보의 틈바구니에서 이리 치이고 저리 치이며 살면서 자신도 모르게 무의식적으로 행동하는 경우가 많다.

예를 들어 아침을 먹으면서 젓가락으로 토란국의 토란을 집었다고 해보자. 그 간단한 동작을 하나 취할 때도 우리의 뇌는 사실 분주히 움직인다. 먼저 토란이 먹고 싶다는 생각에 시선을 토란에 맞춘다. 그 다음 젓가락으로 토란을 집어든다. 그 순간 토란의 무게나 모양 등의 정보가 순식간에 손가락에서 대뇌피질로 전달된다. 마지막으로 소뇌의 도움을 받아 토란을 입까지 운반한다.

처음부터 끝까지 꽤 많은 일을 수행했지만, 때가 되면 늘상 하는 식의 식사는 대뇌피질이나 소뇌를 전혀 자극하지 않는다. 거의 무의식적으로 모든 행동을 하는 것이다. 그러니 TV를 보면서 혹은 신문을 보면서, 식은 죽 먹기보다 더 쉽게 밥을 먹는 것이다.

익숙한 행동을 할 때 우리의 뇌는 극히 일부분만 쓰인다. 이를 컴퓨터에 비유하면, 뇌에 이미 기억되어 있는 ROM(형식이 결정된 정보. 특히 컴퓨터 동작 순서 등이 미리 기억되어 있는 기억 장치)에서 정해진 프로그램만 읽어내는 것일 뿐이다.

하지만 읽기 전용 프로그램으로는 뇌를 전혀 자극할 수가 없다. 좀더 뇌를 의식적으로 쓰지 않으면 안 된다.

눈을 감고 세상을 상상한다

뇌를 의식적으로 사용하기 위해서는 수많은 정보를 과감히 버리고, 어딘가 불편함이 느껴지는 상황을 일부러 연출할 필요가 있다. 뭔가 채워지지 않은 부자연스러움이 평상시 사용하지 않던 뇌의 신경세포를 자극하기 때문이다.

우선 시각적인 정보를 차단해보자. 방법은 아주 간단하다. 눈을 감으면 되니까.

눈을 감고 상상력을 총동원해 반찬이 어디에 있는지 식탁 위를 찾아 헤매라. 공간과 관련된 상상은 우뇌를 자극한다. 반찬을 찾았다면 젓가락으로 과감하게 집어서 그것이 무엇인지 촉각이나 후각을 이용해 탐색해라. 마지막으로 입으로 가져가 향과 맛으로 자신의 판단이 옳았는지 최종 확인한다.

　이와 같이 시각 정보를 차단하면 평상시 쓰지 않던 뇌 기능을 그만큼 의식해서 쓸 수 있다. 아울러 우리가 그동안 얼마나 시각에 의존해 무의식적인 동작을 반복했는지 반성하는 기회도 된다. 무의식적인 반복 동작이 당신의 감각을, 당신의 뇌를 점점 마비시키고 있다는 사실을 명심하자.

　눈 감고 밥 먹기! 이 방법으로 평상시 쓰지 않는 뇌의 신경세포를 바짝 긴장하게 만들자.

　자, 그럼 오늘 저녁식사부터 두뇌 훈련 시작이다!

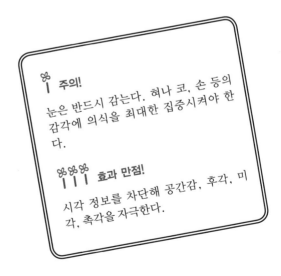

❀ **주의!**
눈은 반드시 감는다. 혀나 코, 손 등의 감각에 의식을 최대한 집중시켜야 한다.

❀❀❀ **효과 만점!**
시각 정보를 차단해 공간감, 후각, 미각, 촉각을 자극한다.

주머니 속의
동전 알아맞히기

- 촉각으로 상상력을 자극한다 -

대뇌피질에서 사물의 모양을 파악한다

대뇌피질이라고 불리는 대뇌의 표면에는 뇌 신경세포가 모여 있다. 굴 껍질처럼 약간 우둘투둘한 느낌인데, 안에는 뇌 신경세포에서 쭉 뻗어나온 축삭돌기가 다발을 이루고 있다. 신경섬유이다.

대뇌피질의 뇌 신경세포는 언어, 운동, 지각 등으로 각각 기능이 나누어진다. '언어'는 말을 하거나 이해하는 곳, '운동'은 '신체의

○○ 부분을 움직여!'라고 명령을 내리는 곳, '지각'은 지금 신체의 어느 부분에서 어떤 느낌이 오는지, 관절은 어느 정도 구부러져 있는지를 감지하는 곳이다. 대뇌피질은 그 외에도 무게를 판단하거나 2개 이상의 감각이 동시에 전달되었을 때 각각을 구분하는 등, 조금 특수한 정보를 처리한다.

지금은 대뇌피질의 '지각' 부분에 대해 생각해보자.

뇌졸중 등의 뇌 질환에서는 대뇌피질이 손상되는 경우가 있다. 이때 지각의 중추가 손상되면, 손으로 만지면서도 그것이 둥그런지 네모난지 전혀 구별하지 못한다. 이를 '피질성 감각 장애'라고 부른다.

닿았다는 감각뿐이라면 굳이 대뇌피질까지 가지 않아도 '시상'이라는 대뇌 중앙에 있는 뇌 신경세포에서도 충분히 감지할 수가 있다. 그러나 네모나거나 둥글다는 입체적인 모양을 파악하려면 대뇌피질에 분포하는 뇌 신경세포들까지 자극을 받지 않으면 안 된다.

손가락으로 대뇌의 성능을 업그레이드해라

하지만 우리는 첫눈에 입체적인 모양을 파악하는 시각 덕에, 평소 손으로 만져보고 형태를 파악하는 일이 드물다. 촉각이 뇌

●● 대뇌피질의 기능 지도

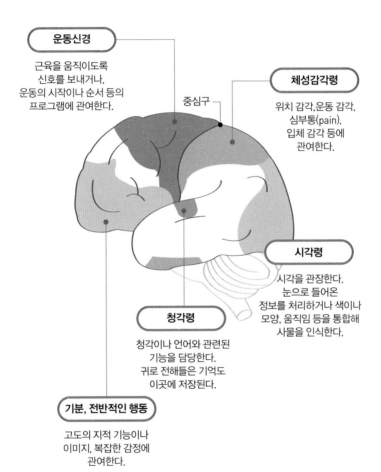

운동신경

근육을 움직이도록
신호를 보내거나,
운동의 시작이나 순서 등의
프로그램에 관여한다.

중심구

체성감각령

위치 감각,운동 감각,
심부통(pain),
입체 감각 등에
관여한다.

시각령

시각을 관장한다.
눈으로 들어온
정보를 처리하거나 색이나
모양, 움직임 등을 통합해
사물을 인식한다.

청각령

청각이나 언어와 관련된
기능을 담당한다.
귀로 전해들은 기억도
이곳에 저장된다.

기분, 전반적인 행동

고도의 지적 기능이나
이미지, 복잡한 감정에
관여한다.

속에서 가장 깊이 잠들어 있는 감각이 된 이유가 여기에 있다. 따라서 잠자고 있는 촉각을 깨워서 두뇌를 자극하자.

자, 그럼 두뇌 훈련 시간! 주머니 속에 10원짜리 동전과 100원짜리 동전을 각각 5개씩 넣고 그것이 얼마짜리 동전인지 만져서 알아맞혀라.

크기나 무게로 금방 구분할 수 있을 것 같지만, 실제로 해보면 의외로 쉽지 않다. 손가락 정보만으로 사물을 인식하기가 얼마나 어려운지 새삼 깨닫게 될 것이다. 손가락의 미묘한 감각을 더듬어 가는 일은 바로 대뇌피질 자극으로 이어진다. 이 훈련을 계속하면 뇌의 감추어진 능력을 되찾을 수 있을 것이다.

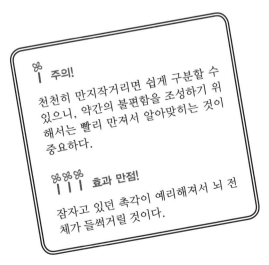

❀
┃ 주의!
천천히 만지작거리면 쉽게 구분할 수 있으니, 약간의 불편함을 조성하기 위해서는 빨리 만져서 알아맞히는 것이 중요하다.

❀❀❀
┃┃┃ 효과 만점!
잠자고 있던 촉각이 예리해져서 뇌 전체가 들썩거릴 것이다.

귀 막고
계단 오르내리기

- 청각을 차단해 집중력을 높인다 -

소리 없는 영상이 온몸의 감각을 깨운다

소리는 듣지 않으려고 해도 희미하게나마 귀청을 울리고 만다. 그도 그럴 것이 우리는 무의식적으로 소리에서 정보를 얻어 행동하기 때문이다. 코를 골며 자다가도 작은 소리에 놀라 눈을 번쩍 뜨는 것은 위험한 상황에 대처하기 위한 동물적 본능이라고 해도 과언이 아니다.

또한 우리는 소리를 힌트로 정보를 추측하기도 한다. 물건을 내려놓을 때 나는 '쿵' 소리만 듣고도 그 무게를 짐작할 수 있는 것처럼 말이다. 계단을 내려갈 때도 자신의 발소리로 계단의 높이와 간격 등을 짐작한다.

소리를 무시하기란 쉽지가 않다. 보고 싶지 않으면 눈을 감으면 되고, 냄새는 코를 막으면 금세 사라진다. 하지만 소리는 귀를 막아도 희미하게 들린다.

그만큼 단순한 동작으로는 청각을 완전히 차단하기가 어렵다는 이야기다.

그렇다면 소리 자체를 원천 봉쇄하자. 소리의 크기를 0으로 맞춰놓고 TV를 보는 것이다. 원래 TV 프로그램은 영상이 묘미였다. 하지만 영상 대신 음성이 부각되어, 소리를 없애면 김 빠진 맥주처럼 프로그램이 시시하게 느껴질 것이다.

일상에서 소리는 종종 감각을 지배하고 주의력을 흩뜨려놓는다. 업무나 공부를 할 때 주변의 소음 때문에 집중이 잘 되지 않았던 경험을 누구나 갖고 있을 것이다.

요즘 음악을 들으면서 작업을 하는 사람들이 부쩍 늘었다. 하지만 급박한 상황이나 마감이 닥치면 음악을 끄고 하던 일에 집중하게 된다. 역시 집중하는 데에는 소리가 방해가 되기 때문이다.

자, 귀마개를 하고 계단을 오르내려 보자.

발가락 끝에 신경을 집중하는 것은 주머니 속의 동전을 알아맞히는 일처럼 대뇌피질을 자극한다.

❀ 주의!

귀를 막고 발가락으로 계단 위치를 확인하면서, 사뿐사뿐 조심해서 내려가자. 소리가 차단되기 때문에 모든 감각이 발가락으로 쏠리게 된다.

❀❀❀ 효과 만점!

평상시 거의 쓰지 않던 발가락 감각을 사용하여, 뇌의 감각 기능을 일깨운다.

코 막고

커피 마시기

- 후각과 미각을 자극한다 -

향 없는 커피가 더 그윽하다?

우리는 커피를 마실 때 향기와 색을 음미하면서 마신다. 그런데 감기에 호되게 걸려 코가 막혔다면, 커피 향을 전혀 느낄 수 없어서 커피가 맹물 같지 않을까?

커피를 마시는 행위에 대한 기억은 여러 가지 경험이 서로 통합되어 뇌 속에 아로새겨져 있다. 커피를 마시기도 전에 흑갈색 액

체가 지니는 달콤한 향을 미리 예측할 수 있는 것은 커피의 후각적인 기억이 머릿속에 남아 있기 때문이다.

하지만 커피는 분명히 커피인데, 커피 향이 나지 않는다면 어떨까? 기존의 경험과는 색다른 감각으로 뇌를 자극할 것이다.

그렇다면 두뇌 훈련 시작!

먼저 코를 꼭 막고 커피를 마셔보자. 평소대로라면 커피 향이 코 점막이나 후각을 통해 뇌에 인식되지만, 향이 없기 때문에 뇌는 혀의 미각만으로 입 속에 들어온 내용물을 분석하게 된다. 그러면 뇌는 혼란스러워하며 분석 작업에 더욱 필사적으로 매달리게 된다.

커피뿐만 아니라 평소 즐겨 먹는 음식도 코를 막고 먹어보자. 좀 불편하겠지만 색다른 맛을 느낄 수 있을 것이다. 그런 혼란함이 뇌에는 자극이 된다는 사실, 잊지 말자.

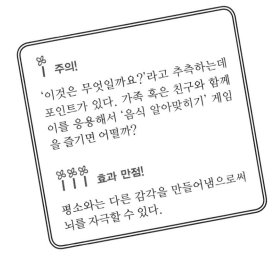

주의!
'이것은 무엇일까요?'라고 추측하는데 포인트가 있다. 가족 혹은 친구와 함께 이를 응용해서 '음식 알아맞히기' 게임을 즐기면 어떨까?

효과 만점!
평소와는 다른 감각을 만들어냄으로써 뇌를 자극할 수 있다.

TV 프로그램 안내문 소리 내어 읽기

- 신체의 모든 감각을 총동원한다 -

소리 내서 읽으면 학습효과도 껑충!

무언가를 소리 내어 읽으면 학습효과가 높아진다는 이야기가 있다. 특히 초등학교에서는 문장의 리듬을 익히는 것이 책 읽는 습관으로 이어질 수 있다며, 수업시간마다 소리 내어 책을 읽는 진풍경이 벌어지고 있다. 성인의 경우도 마찬가지다. 시각뿐만 아니라 청각을 자극해 얻는 정보가 기억에 더 오래 남기 때문에 소리 내어 읽는 것이 좋다.

뇌에 정보를 입력할 때는 모든 감각을 동원해야 더욱 또렷이 기억에 남는다. 시각 정보는 금세 잊혀지지만 거기에 혀나 입술, 목 등 신체의 여러 부위를 사용하여 다른 감각으로 피드백(feedback)해서 확인하면 그만큼 뇌를 더 많이 자극해 강렬한 기억으로 남게 된다.

소리 내어 읽는 효과는 그것만이 아니다. 뇌는 내용을 빨리 이해하고자 힘쓰기 때문에 정보 분석 속도도 빨라진다.

영어를 공부할 때도 역시 소리 내어 발음하는 쪽이 훨씬 효과적이다. 소리 내어 책을 읽는 것과 같은 이유에서다. 게다가 영어를 소리 내 읽으면, 머릿속에서 자국어로 번역해서 이해할 시간을 주

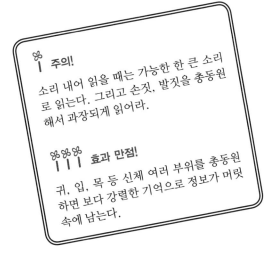

❀ 주의!
소리 내어 읽을 때는 가능한 한 큰 소리로 읽는다. 그리고 손짓, 발짓을 총동원해서 과장되게 읽어라.

❀❀❀ 효과 만점!
귀, 입, 목 등 신체 여러 부위를 총동원하면 보다 강렬한 기억으로 정보가 머릿속에 남는다.

●● 소리 내어 읽으면 뇌를 강렬하게 자극한다

■ 눈으로 읽는다

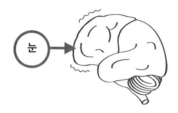

■ 소리 내어 읽는다

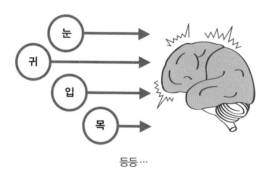

등등…

지 않기 때문에 영어식 어순을 더 빨리 익히게 된다. 이는 외국어 습득에 있어서 매우 중요한 학습법이다.

단, 소리 내어 읽는 데에는 시간이 많이 걸린다. 그만큼 정보를 얻는 속도도 더뎌지게 마련이다.

따라서 스피드를 요하는 내용이라면 눈으로 읽고, 내용을 확실하게 분석하고자 한다면 소리 내어 읽는 것이 도움이 될 것이다.

커피 향을 맡으며 물고기 사진 보기

- 후각과 시각을 교란시킨다 -

진한 향기만큼 기억도 강렬해진다

냄새는 특정한 대상을 떠올리게 한다. 누구든 커피 향을 맡는 순간, 커피의 이미지가 머릿속에 그려지면서 커피 잔이나 티스푼 등 커피와 관련된 물건들을 떠올리게 된다.

하지만 커피 향은 나는데 눈앞에 보이는 것이 커피가 아닌 물고기라면?

앞에서도 얘기했듯이, 우리의 뇌는 돌발 상황에 닥치면 혼란을 수습하기 위해 정신없이 움직인다. 냄새는 커피 향인데 전혀 어울리지 않게 눈앞에 물고기가 보인다면, 분명 당황하여 두뇌 회전이 빨라질 것이다.

후각의 기억은 상당히 강렬하다.

'어떤 냄새를 어떤 상황에서 맡았느냐' 하는 경험은 오랫동안 뇌리에 남는다. 평상시에 우리는 거의 냄새를 인식하지 못한 채 살기 때문에, 독특한 향은 그만큼 기억에 선명하게 새겨진다.

향기와 뇌의 관계는 여러 실험을 통해 다양한 연구 결과가 발표되었다. 커피 향은 뇌파를 알파파로 바꿔주어 다른 향에 비해 안정감을 준다고 한다.

또한 향기는 기억과도 관련이 깊다.

가령 A10 신경은 전기로 자극하면 쾌감을 만들어내는데, 향기도 이 신경을 자극하는 데 효과가 있다는 사실이 밝혀졌다. 또한 이때는 신경전달물질도 많이 분비되어 뇌가 활성화된다고 한다.

프랑스의 유명한 소설가 프루스트(M. Proust, 1871~1922)는 커피 향을 맡은 순간 과거의 기억이 거짓말처럼 되살아나 불후의 명작을 남길 수 있었다는데, 그 작품이 바로 20세기 최고의 소설 가운데 하나로 꼽히는 《잃어버린 시간을 찾아서》이다.

●● 혼란이 뇌를 활성화시킨다

■ 눈앞에 물고기가 있다

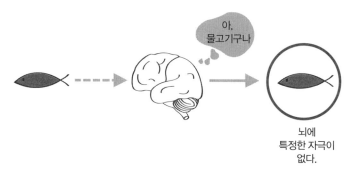

뇌에
특정한 자극이
없다.

■ 커피 향을 맡으면서 물고기 사진을 본다

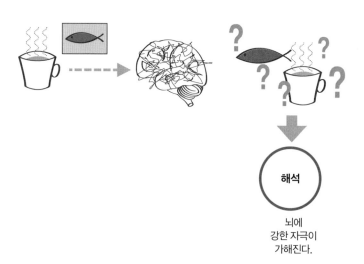

해석

뇌에
강한 자극이
가해진다.

이처럼 향기와 기억의 관계는 밀접하여 '이런 향은 이럴 때'라는 패턴이 우리의 머릿속에 깊이 새겨져 있다. 바로 그런 상식을 역으로 이용하면 뇌를 강렬하게 자극할 수 있다.

❀ 주의!

냄새는 기억을 되살리는 훌륭한 단서가 된다. 평소 익숙한 향을 준비한 다음, 그 것과 전혀 관계없는 것을 눈앞에 둬서 확실하게 속임수를 연출하자!

❀❀❀ 효과 만점!

후각의 기억을 교란시키면 뇌는 200퍼센트 단련된다.

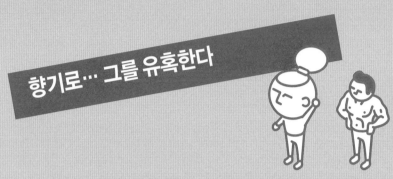

향기로… 그를 유혹한다

사람은 저마다 좋아하는 취향이 있다. 이상형도 마찬가지. 수많은 남녀가 결혼해서 자식을 낳고 잘 살 수 있는 이유도 그 때문일 것이다.

만약 모든 사람의 취향이 똑같다면 특정한 외모의 사람만이 배우자를 만날 테고, 특정 남성 혹은 여성만 자손을 늘릴 것이다. 더욱이 유전자도 그렇게 진화해왔을 것이다.

하지만 첫눈에 반하는 사랑은 평소 외모에 대한 취향과는 다소 별개인 듯하다. 그렇지만 분명 끌리는 무언가는 있다. 우리는 흔히 상대를 보고 첫눈에 반하면 운명처럼 마음이 통했다고 생각한다. 하지만 사실은 마음보다는 특정한 향기에 반응한 것뿐이다.

우리의 콧속에는 냄새를 감지하는 야콥슨 기관(Jacobson's organ)이 있다. 한눈에 사랑을 느끼는 경우, 페로몬(pheromone, 같은 종의 동물끼리 서로

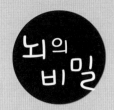

의사소통을 할 때 분비하는 물질)과 같은 특정한 향을 야콥슨 기관에서 감지

하여 반응하는 것이라고 한다. 좀더 냉정하게 말하면, 운명처럼 느끼는 감

정은 단순히 상대방의 페로몬에 반응한 것에 불과하다는 말이다.

그런데 야콥슨 기관은 의학 수업에서는 거의 다뤄지지 않는다. 아직 과

학적으로 명확하게 증명되지 않았기 때문인데, 그래도 대부분의 연구자들

은 그 존재를 인정하고 있다. 야콥슨 기관은 코로 맡을 수 있는 향기가 아니

라 몸으로 느껴지는 향기를 감지하고 뇌에 신호를 보낸다고 한다.

연애뿐만 아니라 직감에 의한 행동도 이 야콥슨 기관의 힘찬 에너지에

의한 것일지도 모른다.

Chapter 02

신선한 자극은
두뇌 비타민이다

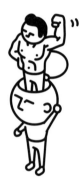

자극은 뇌를 싱싱하게 만드는 일종의 비타민이다.

우리는 항상 자극적인 것을 찾아 헤매는데 사실은

뇌가 그것을 원하기 때문이다.

뇌는 같은 일을 반복하는 걸 아주 따분해한다.

Chapter 02에서는 과감하게 일탈을 시도하여 잃어버린 활력을 되찾아보자!

당신의 라이프 스타일은?

○ 음식점에서 언제나 같은 메뉴를 주문한다.

○ 물건을 사는 데 시간이 많이 걸린다.

○ 일단 공부나 일을 시작하면 잠자는 시간을 줄여서까지 계속한다.

○ 커피만 마신다.

○ 지하철에서 항상 똑같은 자리에 앉는다.

 당신의 두뇌 상태는?

위의 항목 가운데 2개 이상 체크되었다면, 당신의 뇌는 이미 매너리즘에 빠진 것이다. 당장 '자극'이라는 비타민을 섭취해 뇌의 피로를 회복해야 한다. 하루라도 빨리 Chapter 02의 두뇌 자극 훈련으로 뇌에 신선한 비타민을 제공한다!

점심은 다른 음식점에서 다른 메뉴로 주문해라

- 색다른 경험이 새로운 두뇌 회로를 만든다 -

익숙해진 습관은 뇌를 지루하게 한다

낯선 경험, 낯선 일은 사람을 긴장하게 만든다. 처음 해보는 게임은 그 방식에 익숙해질 때까지 눈에 잔뜩 힘이 들어가서 금세 피로를 느끼게 한다. 그러나 일단 익숙해지면 긴장이 풀리면서 몸도 마음도 편안해진다.

컴퓨터도 마찬가지이다. 자판에 익숙하지 않은 사람은 입력을 할 때 한 글자 한 글자 십자수를 놓듯 글자를 치기 때문에 입력 자체가 엄청나게 '고된 일'이 되고 만다. 하지만 자판에 익숙해지면 몇 시간을 두드리고 또 두드려도, 앉아 있는 일말고는 그다지 힘들다는 걸 느끼지 못한다.

익숙해진다는 것은 대뇌와 소뇌 안에 절차 기억의 프로그램이 완벽하게 갖추어졌음을 의미한다. 프로그램이 완성되면 그 동작은 무의식적으로 수행할 수 있게 된다. 하지만 그것은 뇌의 입장에서 보면 하품 나게 지루한 일이다. 그래서 익숙하지 않은 낯선 일에 자꾸 도전장을 내미는 것이 좋다.

자동차 운전과 같은 기억은 소뇌에 심어진 절차 기억이다. 따라서 그리 쉽게 잊혀지지 않는다. 오랫동안 운전대를 잡지 않았어도 조금만 연습하면 금세 운전 감각을 되찾아 신나게 차를 몰 수 있다.

뇌 속에는 이미 '운전'이라는 기억이 프로그램화되어 있어서, 자동차 경주 같은 극한 상황에 도전하지 않는 한 새로운 두뇌 회로를 만들 수 없기 때문이다.

아주 작은 변화라도 끊임없이 시도하라

새로운 두뇌 회로를 만들기 위해서는 색다른 경험, 짜릿한 자극이 필요하다. 만약 운전으로 뇌를 단련하고 싶다면, 한번도 타보지 않은 친구 차나 렌터카를 운전해봐라.

처음 타보는 낯선 차는 사람을 긴장하게 만든다. 변속기 위치나 핸들 감각이 평소와 달라 색다른 감각이 당신을 불안에 빠뜨릴 것이다. 하지만 뇌에는 자극이라는 비타민이 된다.

자동차 이외에도 뇌를 자극하는 도구는 여기저기에 널려 있다. 가끔, 혹은 매일 하는 외식도 두뇌를 단련하는 훌륭한 자극제가 될 수 있다.

식당에서 음식을 주문할 때 항상 먹던 음식 대신 메뉴판에 적힌 요리 가운데 가장 아래쪽 음식을 주문해보자. 아마 한번도 먹어보지 못한 음식이 당신의 눈과 코와 혀를 자극할 것이다. 익숙함은 머리를 거의 쓰지 않아도 돼서 편하다. 하지만 편한 만큼 뇌에는 치명적이다.

사람들은 늘 두 가지 마음 사이에서 고민한다고 한다. 일상에 안주하고 싶어하는 마음과 일탈하고 싶어하는 마음, 당신은 어느 쪽에 가까운가? 물론 선택은 자유겠지만, 끊임없이 변화를 추구하는 사람만이 머리가 좋아질 수 있다.

변화를 추구하라고 해서 너무 거창하게 생각할 필요는 없다. 가령 귀가할 때 평소 내리던 정거장보다 한 정거장 먼저 내려서 걸어가거나 한 정거장을 걸어가서 차를 타봐라. 그런 자그마한 노력이 뇌를 언제나 싱싱하게 유지시켜줄 것이다.

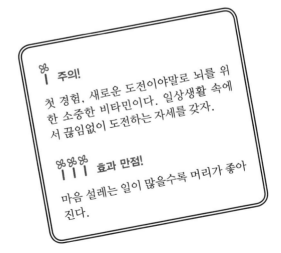

✿ **주의!**

첫 경험, 새로운 도전이야말로 뇌를 위한 소중한 비타민이다. 일상생활 속에서 끊임없이 도전하는 자세를 갖자.

✿✿✿ **효과 만점!**

마음 설레는 일이 많을수록 머리가 좋아진다.

한 달에
한 번 명품족이 돼라

- 팽팽한 긴장감이 두뇌를 깨운다 -

기분 좋은 긴장감이 실력 발휘의 열쇠!

백화점에서 비싼 물건을 살까 말까 망설일 때면 누구나 가슴이 콩닥콩닥 뛰고 조바심이 난다. 그것은 정신적으로 스트레스를 받고 있다는 증거이다. 그럴 때 과감하게 물건을 사버리면 스트레스에서 바로 해방된다.

명품은 가격이 비싼 만큼 이리 재고 저리 재면서 살 것인지 말 것인지 선택의 기로에 서게 된다. 그런데 그때 맛보는 팽팽한 긴장감이 바로 머리가 좋아지는 특효약이다.

긴장을 하면 우리 몸에서는 아드레날린(adrenaline)이라는 신경 전달물질이 분비된다. 이 물질은 몸의 저항력을 높이고 심장과 호흡기의 기능을 도와준다. 물론 뇌에도 활력을 불어넣어 준다.

뇌가 힘없이 축 늘어져 있으면 기억력도 절대 좋아지지 않는다. 뇌의 입장에서 보면 긴장감은 매우 반가운 심리 상태이다. 흔히 수험생들이 긴장한 탓에 시험을 망쳤다고 투덜거리는데 '긴장한 덕분에' 실력 이상의 힘을 내는 경우도 적지 않다.

물론 과도한 긴장감이 오랫동안 지속되면 오히려 부작용을 일으키지만, 짧고 적당한 긴장감은 뇌가 제 실력 이상의 능력을 발휘하게 해준다.

가령 컴퓨터를 샀다고 생각해보자. 예전에 비해 가격이 많이 떨어졌다고는 하지만, 컴퓨터는 여전히 큰맘 먹고 장만해야 하는 고가의 제품이다. 거금 들여 장만한 컴퓨터가 눈에 들어오면 누구든 본전 생각에 한 번이라도 더 컴퓨터 앞에 앉을 것이다. 많은 돈을 지불했다는 긴장감이 컴퓨터를 열심히 활용하고자 하는 동기를 부여할 수도 있다는 말이다. 비싼 영어회화 교재를 구입한 경우에도 마찬가지이다. 물론 그 긴장감이 작심삼일로 끝나는 경우가 비일비재하겠지만, 3일 동안 맛본 긴장감만으로도 절대 돈 낭비는 아니다.

●● 뇌가 좋아하는 긴장, 뇌가 싫어하는 긴장

■ 스트레스를 받았다면?

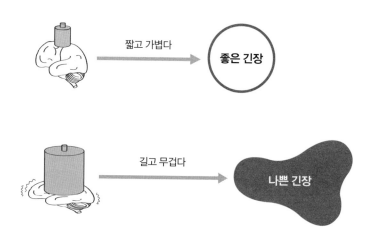

짧고 가볍다 → 좋은 긴장

길고 무겁다 → 나쁜 긴장

자신에 대한 투자에 돈을 아끼지 마라

물건을 사는 행위 자체는 굉장한 스트레스가 된다. 그렇다 하
더라도 자신에 대한 투자라 여기고 과감하게 쇼핑을 즐겨라. 자
기자신을 위해 돈을 쓴다는 것은 투자 가치가 아주 높은 일이다.

쇼핑을 하면 아무것도 하지 않을 때보다 훨씬 긴장감이 생긴다. 간혹 산 물건을 제대로 활용하지 못하는 경우도 생기지만, 그 긴장감이 뇌를 자극하여 머리가 좋아진다는 사실을 명심하자.

　물건을 살 때는 충동구매가 아닌 이상, 물건에 대한 정보를 수집하기 위해 안테나를 바짝 세우고 다양한 정보를 모으게 마련이다. 그렇게 무언가에 관심 갖는 일을 뇌는 아주 좋아한다.

　평소에는 한푼이라도 소중히 여기며 알뜰살뜰 살아야겠지만, 뇌를 자극하기 위해서는 한 달에 한 번쯤은 명품족이 되어보는 위험도 불사할 필요가 있다.

❦ **주의!**
물건을 사기 전에 충분히 정보를 수집한
다면, 자기만의 쇼핑 노하우도 생기고
기분 좋은 긴장감도 맛볼 수 있다.

❦❦❦ **효과 만점!**
긴장감은 아드레날린을 증가시켜 결과
적으로 뇌를 활기차게 만든다.

가끔은 목적지까지 빙빙 돌아서 가라

- 매 순간 자신을 긴장감에 빠트린다 -

외국의 지하철은 최상의 뇌 훈련 장소이다

'스트레스' 하면 부정적인 이미지를 떠올리는 사람이 많지만 적당한 스트레스는 뇌를 단련하는 아주 훌륭한 교관이다.

스트레스를 받으면 뇌는 비상사태에서 벗어나기 위해 더 열심히, 더 바쁘게 움직이면서 보다 정확하고 빠르게 판단을 내리려고 노력한다. 이는 스트레스를 받으면 분비되는 아드레날린이라는 신경전달물질이 두뇌 유연제와 같아서, 뇌의 움직임이 부드러워지기 때문이다.

자, 그럼 머릿속에 유연제를 부어보자.

길을 잃으면 사람은 정신적인 공황 상태에 빠진다. 이곳저곳 이정표를 찾아 헤매면서 어떻게든 그곳에서 빠져나가기 위해 머리를 굴리는데, 그때 뇌는 아드레날린이 분비되어 뇌의 움직임이 부드러워진다.

그렇게 뇌를 부드럽게 단련하는 데 가장 좋은 방법은 외국의 지하철을 타보는 것이다.

외국에 나가면 언어 장벽과 낯선 환경 탓에 반 벙어리, 반 장님이 된다. 그렇지만 용기를 내어 지하철 노선표만 손에 쥐고 지하철을 타보자. 당연히 바짝 긴장해서 몸이 뻣뻣해지겠지만, 그건 보통 때보다 더 머리를 써서 나타나는 현상일 뿐이다.

그렇지만 머리가 좋아지기 위해 해외 원정까지 가는 건 분명 이 책의 취지와는 맞지 않는, 비일상적인 일이다. 그렇다면 외국의 지하철을 타는 것과 같은 효과를 올릴 수 있는 방법은 무엇일까?

지루한 출근 시간에 신나는 모험을 즐겨라

집에서 목적지까지 갈 수 있는 여러 갈래의 길을 지도나 인터넷 등을 통해 알아보고 새로운 방법으로 가보기를 권한다.

출근할 때 지하철을 타는 사람이라면 환승역에서 걷는 거리를 한 발짝이라도 줄이기 위해 갈아타는 곳과 가장 가까운 곳에 일찌감치 자리를 잡을 것이다. 그러니까 전철을 타는 위치와 내리는 위치가 미리 정해져 있어서 거의 기계적으로 지하철을 타고 내린다는 얘기다. 이러한 행동은 거의 모든 직장인들의 출근 스타일이다. 이것은 뇌가 제일 싫어하는 행동이다.

뇌가 오래도록 건강하기를 바란다면 가능한 한 불편한 방법을 선택해라. 불편을 하나하나 해결하기 위해 머리는 끊임없이 생각하고 또 생각할 것이다.

그러다 아주 운 좋게 엉뚱한 곳에서 내린다면 해외 원정을 간 것과 거의 같은 효과를 얻을 수 있다. 한 번도 가본 적이 없는 역에 내려서 한 번도 보지 못한 거리를 구경한다면, 뇌는 자연스레 신선한 자극을 받을 것이다.

굳이 지하철을 고집하지 않아도 좋다. 항상 어두컴컴한 땅 밑으로 다니다가 버스로 바꿔 타는 것도 색다른 경험이 된다.

'아, 귀찮아'라고 생각한다면, 그 순간 당신의 뇌는 실제 나이보다 더 노화될 것이다. 뇌는 나이와 상관없이 세포 수를 늘리고 두뇌 회로를 촘촘하게 엮어갈 수 있다. 나이가 들어도 뇌는 계속 자랄 수 있기 때문이다.

뇌가 끊임없이 자라기를 원한다면, 끊임없이 스스로에게 스트레스를 부과하고, 또 그 스트레스를 신나게 즐길 수 있어야 한다.

❀ 주의!

조금 귀찮아도 '돌아서' 가는 여유는 강력히 추천하고 싶은 두뇌 자극법이다. 시간이 있을 때, 아니 시간을 만들어서라도 꼭 훈련해보자.

❀❀❀ 효과 만점!

길을 잃으면 뇌는 정신적인 공황 상태에 빠져 필사적으로 해결책을 찾는다. 그런 자극이 뇌를 젊게 만든다.

왼손으로 녹차를

마셔라

- 무의식적인 행동을 의식화한다 -

일상적인 행동에 특별함을 부여하자

오른손잡이, 왼손잡이라는 말이 있듯이 사람마다 즐겨 쓰는 손이 있다. 오른손은 좌뇌에서, 왼손은 우뇌에서 컨트롤하기 때문에, 우리가 한쪽 손만 사용하면 뇌도 한쪽만 사용하게 된다. 그래서 뇌 신경세포를 골고루 자극하려면 의식적인 행동이 필요하다.

누누이 이야기했지만, 의식적인 행동이라고 해서 뭔가 엄청나고 거창한 일을 말하는 것은 아니다. 자주 쓰지 않는 손을 의식적으로 자주 사용하려고 노력하면 된다.

자, 그럼 오늘은 티타임을 가져보자.

하루에 한 번은 마시게 되는 차, 만약 오른손잡이라면 왼손으로 컵을 쥐고 우아하게 마시자. 항상 커피를 마시는 사람은 녹차 한 잔으로도 색다른 경험을 할 수 있다. '녹차를 마신다'는 새로운 회로를 뇌 속에 심어준다면, 차 한 잔으로도 뇌를 충분히 자극할 수 있다는 말이다.

다도(茶道)는 평범한 행동을 의식화해서 예술로까지 승화시킨 행위이다. 다도의 세계는 자신의 움직임을 정확하게 인식하면서 손짓 하나하나에 의미를 부여하여 뇌를 활성화시킨다. 편안한 자세로 마음을 비우고서 차를 마시는 것이 아니라, 긴장감이 감도는 가운데 하나하나의 동작에 온 정신을 집중하는 것이 다도의 매력이다.

그것말고도 다도에는 또 다른 매력이 있다. 업무나 공부를 시작하기 전에 기를 불어넣는 마음의 외침이라는 것이다. 차를 마시면서 나름대로 의식을 치르는 셈이다.

차를 마시면서 스스로에게 최면을 걸어라. '난, 잘할 수 있어. 꼭 해내고 말 거야!'라고…….

세상에는 허례허식도 많지만, 다도와 같은 의식은 뇌를 젊게 유지하는 데 꼭 필요하다.

✂ **주의!**

평소에 아무 생각 없이 하는 무의식적인 행동에 의미를 부여해보자.

✂✂✂ **효과 만점!**

세세한 동작에까지 의식을 부여함으로써 뇌가 늘 깨어 있도록 한다.

특별하고 색다른 방법으로
음악을 들어라

- 좌뇌와 우뇌를 동시에 자극한다 -

욕실에 감미로운 음악이 흐른다면?

평소 잠들어 있기 쉬운 우뇌를 자극하기 위해서는 음악을 듣는 것이 좋다. 그런데 요즘에는 차 안이나 일터에서 음악을 듣는 경우가 대부분인 듯하다. 순수하게 음악을 감상하기 위해서 듣는 사람은 드물다.

두 가지 일을 동시에 하는 '~하면서' 족은 음악이 주는 풍부한 자극을 받아들이기 힘들다. 뇌는 동시에 몇 가지 일을 처리할 수는 있어도 몰입하면 한 가지밖에 못 하기 때문이다.

음악에만 푹 빠져들기 위해서는 듣는 장소를 바꿀 필요가 있다. 물론 콘서트 장에 가는 것이 가장 집중해서 들을 수 있고 우리 뇌에 미치는 자극도 크지만, 그렇다고 매일 콘서트 장을 찾을 수는 없다.

생활 속에서 느긋하게 홀로 음악을 즐길 수 있는 장소를 추천하라면 욕실을 꼽고 싶다. 욕실에서 듣는 음악은 어떤 느낌일까?

보통 때는 흘려듣고 마는 곡이라도 밀폐된 장소에서 들으면 색다른 느낌과 특별한 인상을 갖게 된다. 그 음악 자체에만 몰입할 수 있기 때문이다. 그래서 어쩌면 처음으로 음악다운 음악을 들었다는 기분까지 맛볼지 모른다.

평소 듣지 않는 음악을 일부러라도 찾아 들어라

음악은 아무래도 자신이 좋아하는 장르만 듣게 된다. 폭넓게 접하고자 해도 결국에는 재즈냐 대중가요냐 식의 일정한 카테고리 안에서 선택하게 되는 것이다.

익숙한 음악에만 귀가 솔깃해진다면 이미 뇌 속에 그 음악을 받아들이는 프로그램이 만들어졌다는 뜻이다. 그렇게 되면 우뇌 자극에 그다지 도움이 되지 못한다.

음악을 통해 두뇌를 단련하고 싶다면 평소 잘 듣지 않는 장르의 음악을 들어라. 낯선 장르의 음악은 뇌에 새로운 자극을 주고, 그 결과 뇌 속에 새 프로그램이 생겨난다.

대중가요만 듣는 사람은 평소 듣지 않던 재즈를, 클래식만 고집하는 사람이라면 그동안 외면했던 트로트를 들어보는 등 낯선 장르의 음악에 적극적으로 도전해보자.

나는 가끔 음반 매장에 들러 최신 유행가요, 재즈, 추억의 팝송 등 다양한 장르의 음반을 구입한다. 일단 사면 무리해서라도 한 번은 듣다 보니 이제 어떤 장르의 음악도 쉽게 받아들일 수 있게 되었다. 음반 매장에서 이것저것 구경하다가 재킷이 너무 예뻐서, 할인을 해서 등의 이유로 음반을 사는 경우도 있다. 언뜻 보기에는 충동구매 같지만, 그런 즉흥적인 행동이 전혀 모르는 장르의 음악에 첫 발을 내딛는 계기가 된다.

TV나 잡지에서 소개하는 음반보다는 매장에 들러 자신의 눈과 귀로 직접 체험하고 고르는 것이 의미도 있고 재미도 있지 않을까?

대중가요 가사를 음미하면서 듣는다

요즘에는 일할 때나 공부할 때 곁들어서 음악을 듣는 경우가 많아서 가사 내용까지 찬찬히 음미하는 사람은 그리 많지 않은 듯하다. 하지만 대중가요의 가사를 곱씹어보면 구구절절 가슴에 와닿는 경우가 많다. 사랑, 이별 같은 상투적인 내용이 태반이지만 그중에는 인생의 참 의미를 노래하는 가사도 더러 있다.

가사를 음미할 때 우리 뇌는 우뇌뿐만 아니라 언어를 관장하는 좌뇌도 사용한다. 좌우의 뇌를 동시에 사용한다는 의미에서 보면 대중가요도 뇌에 좋은 자극제가 된다.

다만 이 방법은 가요에 익숙한 사람이라면 큰 효과를 기대하기 힘들다. 습관처럼 듣고서 가사 본래의 의미를 되짚어보지 않고 바로 흥얼거리기 때문이다.

뇌졸중 등으로 언어 능력을 상실한 사람이 민요나 동요를 흥얼거리는 경우가 간혹 있다. 그것은 노래를 의식해서 부르는 것이 아니라 습관처럼 아무 생각 없이 내뱉는 것에 불과하다.

마찬가지로 이미 알고 있는 노래는 가사의 의미를 곱씹지 않고 무의식적으로 부르게 된다. 그런 사람보다는 대중가요를 거의 듣지 않는 사람이 '와, 정말 가슴 찡하네' 하며 가사를 음미하며 들을 때라야 두뇌 자극제로서 효과가 크다.

외국 곡만 듣는 사람이라면 일주일에 한번쯤은 가요 프로그램을 들어보면 어떨까?

✽| 주의!
색다른 장르의 낯선 노래를 들어야 의미가 있다. 특히 가사에 주의하며 볼륨을 높여보자.

✽✽✽ 효과 만점!
||| 멜로디와 가사를 모두 주의해서 들으면 좌뇌와 우뇌, 두 마리 토끼를 잡을 수 있다.

하루에 6시간씩

푹 자라

- 충분한 수면으로 기억력을 높인다 -

잠을 잘 자는 사람이 똑똑하다

잠을 제대로 못 자면 머리가 띵하고 아무 생각도 나지 않는다. 뇌가 피로해서 생기는 현상이라는데, '잠이 보약'이라는 옛말이 전혀 근거가 없지는 않나 보다. 사실 과학적으로 밝혀진 수면 효과는 그 이상이다. 잠만 잘 자도 머리가 좋아진다고 하니 말이다.

생각을 많이 하면 뇌 속에서 대사가 활발해져 격렬한 운동 못지 않게 에너지를 소비하게 된다. 그러니 장시간 업무나 공부에 집중하면 뇌가 피로에 지쳐 제대로 사고하기가 힘들어진다. 말하자면 에너지 고갈로 두뇌 회전이 더 이상은 힘들어진다는 뜻이다. 그럴 때는 휴식이 필요하다.

나는 바짝 집중을 하면 1시간에 원고를 8장 정도 쓰지만 절대로 그렇게 하루 종일 글쓰는 데에만 몰두하지는 못한다. 몇 시간 쓰고 나면 몸에서 힘이 빠지고 머리가 멍해서 꼭 쉬어야 한다. 그리고 마감에 쫓길 때는 잠을 먼저 청한다. 무슨 이야기를 쓸까 생각하면서 잠을 자면, 깨어났을 때 원고가 술술 써지는 경우가 종종 있기 때문이다. 잠은 신기할 정도로 나에게 요술램프가 되어준다.

기억은 잠자는 동안 차곡차곡 정리된다

문제 해결의 요술램프는 단순히 휴식으로 머리가 맑아졌기 때문에 얻어지는 효과는 아닌 것 같다.

수면 효과를 알아보기 위해 비슷한 학습 능력을 가진 두 사람에게 3글자로 된 무의미한 철자 10개를 암기하게 했다. 그리고 한 사람만 잠을 재웠더니, 암기한 뒤 바로 잔 사람이 더 좋은 성적을 올렸다고 한다.

이와 같은 결과는 잠을 자는 동안 기억이 정리되기 때문에 얻어지는 효과라고 한다. 또한 잠자는 동안 뇌의 불필요한 활동이 줄면서 모든 에너지를 기억하는 데 쏟기 때문이라는 견해도 있다.

2000년, 미국 하버드 대학에서도 비슷한 실험을 했다. 24명의 학생에게 어떤 영상을 보여준 다음, 당일 수면을 취한 그룹과 그렇지 않은 그룹으로 나누었다. 그리고 2, 3일째는 양쪽 모두 수면을 취하게 한 뒤 4일째에 검사를 하자, 첫날 수면을 취한 그룹이 더 좋은 성적을 올렸다. 또한 잠을 잔 시간이 적을수록 성적이 나빴다.

이 실험 결과에서 추측할 수 있는 사실은, 수면은 단지 뇌를 쉬게 할 뿐만 아니라 좀더 적극적인 의미에서 뇌에 들어온 정보를 정리하고 기억을 선명하게 하는 기능이 있다는 점이다.

다시 말해 시험 전날 밤새워 공부하는 것보다 어느 정도 수면을 취하면서 머리에서 지식이 정리되기를 기다리는 쪽이 훨씬 효과가 크다는 얘기다.

스포츠도 마찬가지이다. 골프를 잘 치고 싶은 마음에 하루 종일 스윙 연습을 했다고 해서 그날 갑자기 실력이 좋아지는 경우는 거의 없다. 하지만 그 다음날 훌륭한 샷을 날리게 되는 경우는 종종 볼수 있다.

컴퓨터 게임도 똑같다. 슈팅 게임 등은 처음에는 쉽게 고득점을 올리지만, 시간이 지나면서 피로가 누적되면 오히려 점수가 떨어진다. 하지만 다음날 다시 해보면 그 전날보다 좋은 점수를 올릴 수 있다.

너무 오래 자도 너무 짧게 자도 안 된다

그렇다면 어느 정도 잠을 자야 기억이 잘 정리될까?

수면에는 자면서 안구가 움직이는 급속안구운동(Rapid Eye Movement)수면, 이른바 렘(REM)수면이 있다. 각성 상태에 가깝지만 신체 기능은 거의 정지한 상태인데, 이때 꿈을 꾼다. 자율신경이 불안정해서 맥박 이상이나 천식 발작이 일어나기도 쉽다.

렘수면은 기억에 있어서 매우 중요한 시간이다. 렘수면이 진행되는 동안 기억이 정리·보존되는 이른바 '기억의 고정화'가 일어나기 때문이다. 이 시간을 잘 활용하면 기억을 효율적으로 관리할 수 있다.

그렇다고 무조건 많이 자는 건 좋지 않다. 하루 6시간 정도면 충분하다.

렘수면을 이용해 기억력을 높이기 위해서는 수면 사이클에 맞

●● 수면 사이클

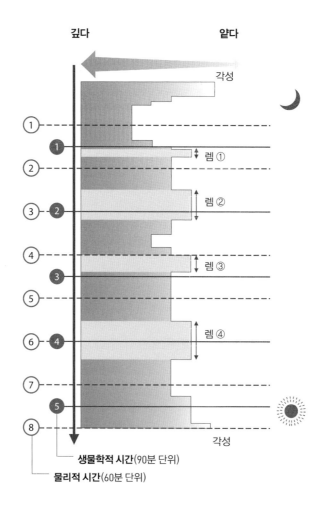

는 수면법이 필요하다. 수면은 90분 간격으로 하룻밤에 4번 정도 되풀이되는데, 렘수면도 그에 맞추어 4번 정도 찾아온다. 만약 90분을 채 못 자고 60분 만에 눈이 떠졌다면 그날의 수면은 숙면과는 거리가 멀다.

또한 이불 속으로 들어가기 전에 책상 앞에서 꾸벅꾸벅 졸면 정작 잠자리에 들어서는 도리어 정신이 말똥말똥해진다. 잘 자려면 이를 악물고 깨어 있다가 도저히 참을 수 없을 때 바로 이불 속으로 들어가야 한다. 이것이 숙면의 비결이다.

ｉ 주의!
적당한 수면은 기억을 정리하고 보존하기 위한 필수조건이다. 휴일에 잠을 몰아 자는 버릇은 두뇌 자극에 오히려 좋지 않다.

ｉｉｉ 효과 만점!
수면은 피로 회복뿐만 아니라 전날의 기억을 교통정리하는 효과도 있다.

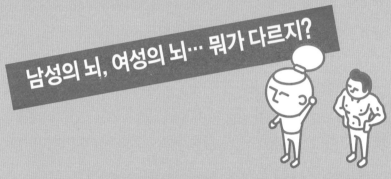

남성의 뇌, 여성의 뇌… 뭐가 다르지?

남성과 여성의 뇌는 형태상으로도 확실히 차이가 난다. 좌우 대뇌를 연결하는 뇌량(좌우의 대뇌반구가 연접된 부분)은 여성이 남성보다 큰 반면, 시상하부(시상의 아래쪽에서 뇌하수체로 이어지는 부분)는 여성이 더 작다. 또한 우뇌보다 좌뇌가 크면 남성이다. 여성은 크기 면에서 좌우 차이가 거의 없다.

이런 해부학적인 차이는 기능 면에서도 큰 차이로 나타난다. 여성들은 수다를 떨 때 오른쪽과 왼쪽을 넘나들며 자유자재로 뇌를 사용할 수가 있다. 이는 뇌량이 잘 발달해 있어서 좌우의 정보 교환이 쉽게 이루어지기 때문이다.

또한 여성의 언어중추는 남성만큼 왼쪽으로 치우쳐 있지는 않다. 뇌졸중으로 좌뇌가 손상되어 실어증에 빠진 경우 여성이 회복이 더 빠른데, 이는 평소 양쪽 뇌를 사용하는 여성은 손상된 좌뇌 대신 우뇌를 가동시켜 언어를 구사하기 때문이다. 남성의 뇌는 오른쪽과 왼쪽의 차이가 큰 만큼 우뇌형,

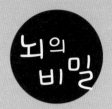

좌뇌형이 확실히 구분된다. 남성 가운데 대범한 성격의 소유자가 많은 것은 우뇌형이 많은 탓인지도 모른다.

여성이 과거의 소소한 일까지 다 기억할 수 있는 것은 뇌 전체를 고루 움직여서 남성이 미처 깨닫지 못하는 사항까지도 정보로 기억해두기 때문이다. 또한 여성들이 대부분 '수다쟁이'인 이유는, 좌뇌와 우뇌를 모두 사용하여 말을 하기 때문에 까다롭게 언어를 고르기보다는 한 단어라도 더 많이 내뱉어 폭넓은 커뮤니케이션을 연출해서인지도 모른다.

남성이 좌뇌에서 어떤 단어를 선택해야 좋을지 머리 싸매고 고민할 때, 여성은 단어의 선별 과정은 과감히 생략한 채 다양한 단어를 능수능란하게 던질 수 있으니 말이다.

Chapter 03

뇌를 골고루 쓰면
총명해진다

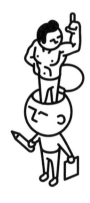

대뇌 기능이 오른쪽과 왼쪽으로 반씩 나뉜다는 연구 결과가 발표되자,

한때 우뇌 붐이 일어난 적이 있었다.

하지만 최근에는 좌우 뇌가 칼로 베듯 확실하게 기능이 나누어지지 않는다는

사실이 속속 밝혀지고 있다.

Chapher 03에서는 좌우 뇌를 비롯해 뇌의 다양한 부위를 적극적으로

활용하기 위한 두뇌 자극법을 소개한다.

당신의 라이프 스타일은?

○ 가끔 미술관에 간다.

○ 운전할 때 네비게이션 시스템을 사용한 적이 없다.

○ 해외여행을 가면 현지 통화의 환율 계산에 애를 먹는다.

○ 친척이나 친구의 생일을 거의 기억하지 못한다.

○ 직감이 뛰어나다고 종종 칭찬을 듣는다.

 당신의 두뇌 상태는?

위의 항목 가운데 2개 이상 체크되었다면 당신의 우뇌형 인간, 반대로 1개 이하라면 좌뇌형 인간이다. 뇌를 단련하려면 우선 자신의 스타일과 딱 맞는 일을 찾아야 한다. Chapter 03의 우뇌와 좌뇌 교차 자극 훈련으로 두뇌를 고루 단련해보자!

목적지 반대편에
내려 산책하기

- 작은 호기심이 창의력을 높인다 -

똑똑한 두뇌는 탐험을 좋아한다

한창 근대화가 진행될 때, 서양에서는 외국을 탐험하거나 새로운 대륙을 발견하고자 긴 항해를 서슴지 않는 탐험가들이 꽤 많았다.

하지만 동양에서는 그런 일이 많지 않았다. 각 나라의 쇄국정책도 어느 정도 영향을 끼쳤겠지만, 그래도 서양인에 비해 동양인은 다른 세상에 대한 호기심이나 모험심이 약간 부족했던 것 같다. 그리고 지금도 그런 경향은 크게 변함이 없는 듯하다.

하지만 세계로 눈을 돌리면 재미있는 일이 한두 가지가 아니다. 배를 타고 세계를 유람하다 보면 자신이 얼마나 작은 세상에서 부대끼며 살고 있었는지 절실히 깨닫게 된다.

모험심은 뇌가 가장 좋아하는 자극이다.

미지의 세계를 체험하면 뇌의 공간은 무한대로 넓어진다. 그렇다고 당장 배낭 하나 둘러메고 어디론가 훌쩍 떠날 수 있는 사람은 그리 많지 않다. 다만 새로운 세상에 대한 작은 호기심만은 잊지 말자는 얘기다.

매일 지나다니는 거리를 잠시 떠올려보자.

언제나 같은 버스, 같은 지하철에 몸을 싣고 똑같은 장소에 내려 똑같은 거리만 보고 다니지 않는가? 요즘처럼 바쁜 세상에 어디 딴청을 피울 시간이 있겠냐고 반박하겠지만, 내가 항상 보는 곳말고는 다 별천지다. 가끔 시간이 날 때, 아니 시간을 내서라도 그 별천지를 유람해보자.

뇌는 낯선 거리를 좋아한다. 거리 곳곳을 탐험하면서, 이런저런 지리상의 발견을 하면서 뇌에게 감동을 선물하라. 그런 즐거움이 뇌를 단련하여 창의력을 높여준다.

모르는 곳을 걸어다니면 우뇌에 새로운 지도가 만들어진다. 일부러 해외여행까지 떠나지 않아도 모르는 장소를 산책하는 것만으로도 우뇌는 충분히 자극된다.

자, 걸어라. 그리고 느껴라!

❀ 주의!

같은 길이나 같은 장소는 되도록 피하는 것이 좋다. 한 번도 가보지 않은 길을 탐험하는 것이 참된 탐험가의 자세다.

❀❀❀ 효과 만점!

낯선 세계를 만나 놀라고 감동하는 것이 가장 좋은 두뇌 자극법이다.

좌뇌형 인간, 우뇌형 인간 체크하기

- 뇌의 성격에 맞춰 재능을 찾는다 -

아날로그 우뇌와 디지털 좌뇌

사과를 반으로 쪼개듯 뇌도 반으로 갈라 우뇌와 좌뇌로 나눌 수가 있다. 물론 사과처럼 확실하게 나눠지지는 않겠지만, 어찌됐든 좌뇌와 우뇌는 기능 면에서 큰 차이가 난다.

이런 사실이 알려진 것은 비교적 최근의 일로, 노벨상을 수상한 미국의 대뇌 생리학자 로저 스페리가 주장하였다. 그 이후 한

창 우뇌 붐이 일기도 했다.

우뇌는 오감 처리, 공감각, 종합적 판단력 등에 적합하고 전체적, 감각적, 직감적인 능력이 탁월하다. 즉 아날로그 인간에 가깝다. 동물적 감각으로 바로 결단을 내리는 능력이 우뇌형 인간의 특징이다. 학교 공부로 말한다면 미술이나 음악에 남다른 소질을 보이는 반면 수학에는 약하다.

좌뇌는 언어, 계산, 관념 구성에 적합하고, 분석적이며 논리적이다. 이른바 디지털 인간이다. 수학을 잘하고 이론에 치우치기 쉽지만, 사물을 논리적으로 생각할 줄 아는 이성적인 인간이다.

재미있는 실험이 있다. 불가리아의 한 연구팀에서 극장의 좌석별 선호도를 조사한 적이 있는데, 870명의 관객들에게 자유롭게 좌석을 선택하게 했더니 스크린 오른쪽 좌석으로 사람들이 몰렸다고 한다. 우뇌가 시각을 주관하여 왼쪽의 장면을 먼저 받아들이기 때문에, 왼쪽 화면을 보기 편한 오른쪽 좌석으로 무의식적으로 앉게 된 결과이다.

눈을 통하여 들어온 정보는 최종적으로 우뇌에서 해석된다. 왼쪽의 뇌로 들어온 정보는 좌우 뇌를 연결하는 뇌량을 통해 우뇌로 보내져 해석되기 때문에, 우뇌로 직접 들어온 정보보다 이해 속도

●● 시각 정보는 우뇌로 해석한다

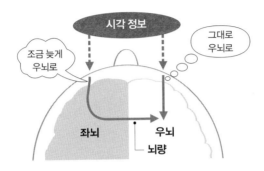

●● 우뇌와 좌뇌

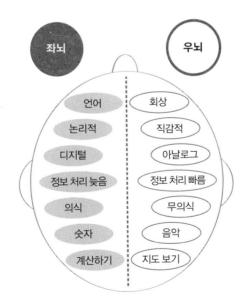

가 약간 떨어진다. 따라서 뇌는 왼쪽의 시각 정보를 무의식적으로 먼저 얻고자 한다.

남성은 우뇌형, 여성은 좌뇌형 인간이 많다고 한다. '지도를 읽지 못하는 여자'라는 얘기도 역시 우뇌 능력이 약한 여성의 특성을 빗댄 표현이다.

좋아하는 일을 하면 실력이 쑥쑥!

우뇌형, 좌뇌형은 남녀 차이도 있겠지만 개인차가 크다. 쉽게 말하면, 남녀를 불문하고 수학이나 영어를 잘하는 사람이 있는가 하면 그림을 잘 그리는 사람도 있다는 뜻이다.

우뇌형 아이에게 '넌 어떻게 수학이랑 영어 성적이 요 모양이냐?' 하고 윽박지르는 것은 전혀 부질없다는 말이다.

어린 시절에 피아노나 바이올린 학원에 다닌 사람이 많을 것이다. 하지만 어른이 되어서 음악 한 곡 멋있게 연주할 수 있는 사람은 흔치 않다. 악기 연주에 소질이 있는 사람은 따로 있기 때문이다.

미국의 가필드 슈랑그 연구팀은 전문 음악가와 일반인의 뇌를 비교해서 뇌의 형태에 차이가 있음을 MRI로 증명해 보였다. 이런 결과는 악기 연습이 어린 시절부터 뇌 발달에 영향을 끼쳤기 때문으로 여겨진다. 그게 아니라면 처음부터 음악의 영향을 지대하게 받는 뇌를 갖고 태어나 악기 연주를 즐겨서인지도 모른다.

대부분의 부모는 한번 시작한 일은 끝까지 밀고 나가기를 바란다. 하지만 아이의 적성과 맞지 않는다면 되도록 빨리 다른 곳에서 아이의 재능을 찾아주어야 한다. 부모의 역할은 아이가 진정으로 좋아하는 것을 발견하도록 돕는 일이다.

회사에서 성과가 없으면 과감히 뛰쳐나와라

성인의 경우에는 더 냉철할 필요가 있다. 성과가 미흡하면 자신과 궁합이 맞지 않는다고 여기고 결단을 내려야 한다는 얘기다. 물론 일을 하다보면 싫은 일도, 적성에 맞지 않는 일도 있을 수 있다. 하지만 지금 하는 일에 전혀 흥이 나지 않는다면, 앞으로도 능력을 발휘할 가능성은 그리 많지 않다.

재활용품 사업으로 연 매출액을 몇 십 억씩 올리는 어떤 회사의 사장은, 사업을 하기 전에 이 직장 저 직장 전전하다가 한때 노숙자 신세로까지 몰린 적이 있다고 한다. 그렇지만 다시 일어나 결국 자신의 적성과 잘 맞는 재활용 사업을 시작해 성공했다.

만약 지금 하는 일에 재미를 못 느끼고 능력도 발휘하지 못하고 있다면, 망설이지 말고 회사를 그만둬라. 그리고 새로운 재능을 찾아라. 설사 실패하더라도 불평불만으로 가득 찬 인생보다 도전하는 삶이 훨씬 의미 있지 않겠는가.

이때 자신이 우뇌형인지 좌뇌형인지 알고 있다면 적성에 맞는 일을 찾기가 한결 수월해진다.

자, 다음 질문을 통해 자신이 우뇌형인지 좌뇌형인지 알아보자. 만약 4개 이상의 항목에 고개가 끄덕여진다면 우뇌형, 반대로 3개 이하라면 좌뇌형 인간이다.

★★ 우뇌형 인간, 좌뇌형 인간 체크하기

① 공식 등의 암기에 약하다.

② 약간의 실수는 그다지 신경쓰지 않는다.

③ 잡담을 좋아한다.

④ 시간을 잘 지키지 못한다.

⑤ 미술관 관람을 좋아한다.

⑥ 갹출해서 돈을 낼 때 계산이 서툴다.

❀ 주의!
자신의 적성을 찾아내기 위해서는 실패를 두려워하지 말고 다양한 체험을 하는 것이 중요하다.

❀❀❀ 효과 만점!
자신이 우뇌형 인간인지 좌뇌형 인간인지 알면 적성에 맞는 일을 찾기가 훨씬 수월해진다.

낯선 슈퍼에서 장보기

- 공감각을 이용하여 우뇌를 단련한다 -

직감은 경험을 통해 단련된다

우리는 매 순간 과감히 결단을 내려야 하는 선택의 순간과 맞닥뜨리게 된다. 그럴 때 생각하는 시간이 길어진다고 해서 탁월한 선택을 하는 것은 아니다. 가끔은 직관적으로 바로 판단을 내릴 필요도 있다.

길을 잃었을 때 뚜렷한 이유 없이 감으로 방향을 찾을 때가 있다. 감은 100퍼센트 신뢰해서는 안 된다고 여기기 쉽지만, 꼭 그렇지 만은 않다. 감이란 기억의 축적, 즉 경험 속에서 나오는 동물적 감각이다. 이성적인 판단보다 올바른 길을 선택할 확률이 높다.

직감은 우뇌가 지대한 영향을 끼친다. 우리가 흔히 말하는 육감(六感)은 전적으로 우뇌에서 비롯된다고 봐도 무방하다. 토끼가 사자에게 쫓겨 생사를 다툴 때, 이것저것 따져서 도망갈 방법을 찾을 시간이 없다. 사자의 위협에서 1초라도 빨리 벗어나려면 그저 몸에 운명을 맡길 수밖에……. 그럴 때 바로 우뇌가 실력을 발휘한다.

직감은 자기 고민과 고된 인생의 경험으로 단련된다. 계산이나 논리적인 사고로는 똑같은 결과가 나오지만, 인생의 문제에서 정답은 존재하지 않는다. 오직 자신의 경험에만 의지할 뿐이다. 따라서 직감은 연륜이 쌓일수록 단련된다. 젊은 날의 무기가 톡톡 튀는 감성이라면, 연륜의 무기는 직감이나 종합적인 판단 능력이라고 말할 수 있을 것이다.

우뇌 단련의 지름길은 미아되기?

우뇌를 단련시키기 위해서는 시각적인 자극이 가장 효과적이다. 그래서 독서도 우뇌 단련에 도움이 된다. 하지만 천천히 곱씹으면서 책을 읽으면 좌뇌의 언어중추가 발동하기 때문에, 우뇌를 단련하려면 문자를 이미지로 이해해야 한다.

그렇다고 해서 별로 좋아하지도 않는 책을 무턱대고 읽는 건 고역이다. 그보다 일상생활에서 우뇌를 자극할 수 있는 방법을 찾아보자.

요리를 만들어보면 어떨까?

무작정 슈퍼에 가서 이것저것 구경하다 보면 자연스레 요리의 이미지가 떠오를 것이다. 그게 바로 이미지 연상법이다. 게다가 지금까지 가본 적이 없는 낯선 슈퍼에 가면 더욱 효과가 크다. 늘 가는 슈퍼가 아니면 상품의 진열 방식이 달라 어디에 무엇이 있는지 찾아 헤매야 한다.

그러니 모르는 길을 지도도 없이 헤매는 경우와 마찬가지로 공간적인 사고를 해야만 한다. 자연히 우뇌가 자극을 받을 수밖에 없다.

실인증(대뇌 일부에 이상이 생겨 사물을 인식하지 못하는 증상)에 걸리거나 치매가 심해지면 길을 잃는 경우가 다반사다. 이는 모두 우뇌 장애에서 기인한 것이다.

일부러 멀리 있는 슈퍼까지 찾아가기가 귀찮고 불편하겠지만, 그 불편함이 우리 두뇌에는 더없이 좋은 보약이 된다. 뇌를 자극하기 위해서 지금까지 가보지 않은 낯선 슈퍼로 장을 보러 가자.

❀ 주의!
낯선 슈퍼라도 별 생각 없이 왔다갔다 하면 전혀 뇌를 자극하지 못한다. '싱싱한 야채를 찾아라' 식으로 확실한 목표를 정하자.

❀❀❀ 효과 만점!
'낯선 슈퍼에서 장보기'는 모르는 길을 찾아가는 것과 같은 효과를 누릴 수 있어서 공간 지각력, 이미지 연상법 등을 단련시킬 수 있다.

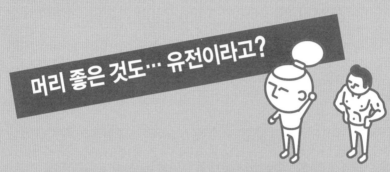

머리 좋은 것도… 유전이라고?

결론부터 말하자면, 일정 부분 사실이다. 158쌍의 일란성 쌍둥이(같은 유전자를 가진 아이)를 조사한 결과, IQ의 유전율은 75퍼센트나 됐다고 한다.

그리고 같은 환경에서 자란 일란성 쌍둥이와 이란성 쌍둥이의 IQ 유전율을 비교했더니, 일란성 쌍둥이 쪽이 더 높게 나왔다. 환경적인 요소보다 유전적인 요소가 IQ에 더 많은 영향을 끼친다는 말이다. 다른 연구 결과를 보더라도 50~70퍼센트 정도까지 유전적인 요소가 IQ에 영향을 끼쳤다. 그렇다면 아무리 노력해도 머리는 좋아지지 않는 것일까?

아동보호시설의 아이들에게 양부모의 애정 어린 보살핌을 받게 했더니 IQ가 평균 30 정도 올랐다고 한다. 이는 IQ를 높이기 위해서는 사람의 접촉, 즉 애정이 필요하다는 의미이다. 머리 좋은 부모 밑에서 머리 좋은 자녀가

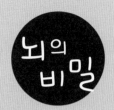

나오게 마련이지만, 성장하면서 부모의 각별한 애정에 따라서 능력은 차이

가 날 수도 있다.

인간의 뇌는 나이를 먹을수록 환경보다는 유전자의 영향을 많이 받게

된다고 한다. 즉, 유전자의 영향을 비교적 덜 받는 어린 시절에는 부모의 태

도가 두뇌 발달에 많은 영향을 끼친다는 얘기다. 그야말로 육아는 한 인간을

존재하게 하는 힘이다.

설사 환경이 IQ에 끼치는 영향이 20~25퍼센트 정도밖에 되지 않는다

고 하더라도 그 차이는 엄청나다. 교육이 전부는 아니지만, 뇌를 바꾸는 중

요한 요소임에는 틀림이 없다.

Chapter 04

똑똑한 식습관이
두뇌의 힘을 길러준다

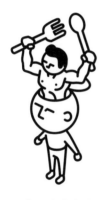

뇌도 신체의 일부이기에 에너지가 필요하다.

가장 중요한 에너지원은 포도당과 산소.

그 외에도 뇌는 다양한 영양소를 필요로 한다.

Chapter 04에서는 뇌가 좋아하는 먹을거리를 소개한다.

뇌가 좋아하는 음식을 맘껏 섭취하여 두뇌의 힘을 기르자.

Q 당신의 식생활 습관은?

- ◌ 아침식사는 건너뛴다.
- ◌ 공부나 일에 몰두할 때는 허기가 져도 꾹 참는다.
- ◌ 햄버거 같은 인스턴트 식품을 좋아한다.
- ◌ 단맛을 싫어한다.
- ◌ 녹황색 야채를 싫어한다.

A 당신의 두뇌 상태는?

위의 항목 가운데 2개 이상 체크되었다면 당신의 식생활은 뇌의 건강을 해치고 있다. 뇌가 좋아하는 음식에 좀더 신경을 쓸 필요가 있다. Chapter 04에서 소개하는 식생활을 실천해서 두뇌에 활력을 주자!

간식은
땅콩 초콜릿이 최고!

- 두뇌에 최고의 영양분을 준다 -

레시틴이 많이 함유된 음식을 먹는다

뇌에는 신경전달물질이 존재한다. 뇌의 윤활유와 같은 것으로, 이를 늘릴 수만 있다면 시들해진 뇌에 활력을 되찾아줄 수 있다. 실제로 알츠하이머에 걸린 환자에게 신경전달물질인 아세틸콜린을 증가시키는 약을 처방하면 치매 증상이 다소 호전된다.

사실 '아세틸콜린을 증가시키는 약'이라고 소개했지만 아세틸콜린을 약으로 복용해서 체내에, 특히 뇌에 흡수시키기란 여간 힘든 일이 아니다. 뇌에는 뇌혈관관문이 있어서 특정 물질 외에는 모두 흡수를 차단시키기 때문이다. 게다가 아세틸콜린의 원료가 되는 '콜린'이라는 녀석은 장 속에서 다른 물질로 변해버리는 경우가 대부분이다.

아세틸콜린을 대체할 만한 것으로 레시틴(lecithin)이 있다. 레시틴은 인지질의 일종으로, 일단 체내에 흡수되면 아세틸콜린으로 바뀐다. 따라서 레시틴이 많이 함유된 음식을 먹는 것이 두뇌의 힘을 기르는 데 효과적이다.

레시틴이 다량 함유된 음식 가운데 대표주자가 바로 땅콩이다. 그 외에도 콩, 된장 등이 있다. 그런 의미에서 땅콩 초콜릿은 뇌가 군침을 흘릴만한 음식이다. 레시틴뿐만 아니라 뇌의 에너지원인 포도당도 공급해주니, 그야말로 뇌의 영양제로서 일등 식품이라 할 만하다.

❀ **주의!**
초콜릿은 뇌에는 좋지만 다이어트에는 적이다. 뭐든지 넘치면 해로운 법이니 적당히 먹자!

❀❀❀ **효과 만점!**
포도당으로 에너지를 보급하고, 엔진오일의 임무를 수행하는 레시틴으로 부드러운 뇌를 만들자!

Young Brain

17

하루의 뇌 건강은 아침식사에 달려 있다

- 영양분은 제때 공급한다 -

아침을 먹으면 수리력과 창의력이 샘솟는다

뇌의 무게는 체중의 2퍼센트 정도밖에 되지 않지만, 에너지 소비는 일일 소비량의 18퍼센트를 차지한다. 연비가 굉장히 나쁜 장기인 셈이다.

게다가 뇌의 유일한 에너지원인 포도당은 뇌에 따로 저장해두는 곳이 없어 수시로 보급해주지 않으면 안 된다.

포도당은 간에 글리코겐으로 비축되어 있다가 뇌에서 '배고파!' 하고 신호를 보내면 포도당으로 변한다. 그러나 간에 비축해놓을 수 있는 시간도 고작해야 12시간 정도이다. 12시간이 지나면 예비 포도당도 사라지고 만다. 그래서 아침이면 뇌는 허기진 상태이다. 그럴 때 아침식사까지 건너뛰면 뇌는 포도당 부족으로 힘을 잃고 기진맥진해질 수밖에 없다.

벤튼 박사는 아침을 챙겨 먹는 사람들과 거르는 사람들을 대상으로 그림과 단어를 기억하게 하는 실험을 했다. 그 결과 아침을 챙겨 먹는 그룹이 그렇지 못한 그룹보다 훨씬 높은 성적을 기록했다.

또한 덴마크에서 실시한 한 연구에서는 1일 필요 섭취량의 약 25퍼센트를 아침식사로 섭취하면 수리력과 창의력이 좋아진다는 결과를 얻었다. 그 밖에도 아침을 거르는 아이일수록 학업 성적이 나쁘다는 연구 결과는 상당히 많다. 이들 연구로 아침식사가 뇌 건강에 얼마나 중요한 역할을 하는지 아무도 부정할 수 없게 되었다.

아침식사는 단순히 육체 건강을 위해서가 아니라, 뇌에 에너지를 공급하기 위해서 반드시 챙겨 먹어야 한다. 특히 수험생은 무슨 일이 있더라도 아침식사를 든든히 먹자!

●● 식사와 뇌의 연관성

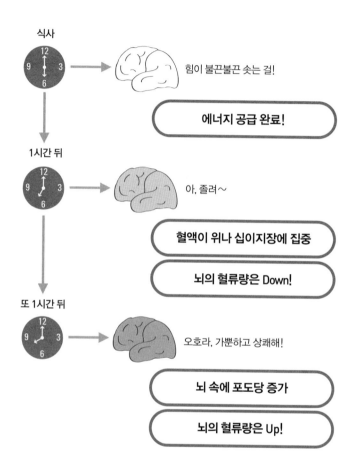

식사

힘이 불끈불끈 솟는 걸!

에너지 공급 완료!

1시간 뒤

아, 졸려~

혈액이 위나 십이지장에 집중

뇌의 혈류량은 Down!

또 1시간 뒤

오호라, 가뿐하고 상쾌해!

뇌 속에 포도당 증가

뇌의 혈류량은 Up!

뇌는 식후 2시간부터 움직임이 활발해진다

다양한 실험을 통해 뇌의 기능이 식사하고 2시간 뒤부터 더 활발해진다는 사실이 밝혀졌는데, 그 이유는 무엇일까?

우리 몸에는 세포를 자극해 기능을 향상시켜주는 다양한 성장인자가 있다. 그 가운데 섬유아세포 성장인자(Fibroblast Growth Factor/FGF)는 섬유아세포와 혈관내피세포, 뇌세포를 늘리거나 활성화시키는 작용을 하는데, 지금은 신경영양인자의 동료쯤으로 인식하고 있다.

쥐를 사용해 실험을 해보면 혈액 속에 포도당이 늘어나면 FGF가 증가해 뇌세포, 특히 해마가 활성화된다. 이는 식후 2시간 정도가 지나면 절정을 이뤄서, 이때 FGF는 평소의 7배까지 늘어난다고 한다.

FGF가 해마의 뇌 신경세포를 자극하면, 해마 고유의 기능인 '기억의 고정화'가 활발히 진행되어 기억력이 좋아진다.

물론 밥을 먹으면 위나 십이지장으로 혈액이 집중되어 식곤증이 찾아와 뇌의 기능도 저하된다. 뇌의 기능이 최고치에 이르는 것은 앞서 쥐의 실험에서도 확인했듯이, 밥을 먹고 나서 2시간이 지난 뒤였다.

그러므로 식사를 마치고 나서 충분히 휴식을 취한 다음 2시간 뒤부터 공부나 업무에 집중하면 평소보다 능률이 두 배 이상 오를 것이다.

식사가 뇌에 미치는 영향을 고려한다면, 실력을 최대한 발휘하기 위해서는 식사 시간을 어떻게 맞추어야 할지 주의할 필요가 있다. 시험을 치를 때도 시험 시간 2시간 전에는 식사를 끝내도록 하자.

머리가 좋아지기 위해서는 머릿속에 지식을 얼마나 채워넣느냐보다는 뇌의 컨디션을 최고로 만들어주어 채워넣은 지식을 얼마나 많이, 얼마나 오래 기억하게 하느냐가 중요하다.

❀ | 주의!

최근에는 아침을 거르는 사람이 많지만, 똑똑한 뇌를 생각한다면 늦더라도 꼭 아침식사를 먹자. 아침 한 숟가락이 그날의 실력을 좌우한다.

❀❀❀ | | | 효과 만점!

뇌는 먹보! 하지만 에너지를 충분히 공급해주면 당신의 가장 든든한 조력자가 되어줄 것이다.

Young Brain
18

씹고
또 씹어라

- 딱딱한 음식으로 두뇌 활동을 북돋운다 -

꼭꼭 씹으면 치매도 예방한다

혹시 식사를 할 때 몇 번 씹었는지 세어본 사람 있는가?

슈퍼나 편의점에 가보면 딱딱한 음식은 천덕꾸러기라는 걸 알 수 있다. 과자나 초콜릿도 입에서 살살 녹을 만큼 부드러워야 인기다. 식탁에 올라가는 음식만 봐도 흰쌀밥에 햄이나 어묵처럼 씹기 쉽고 부드러운 것이 주를 이룬다.

현대인이 매 끼니마다 씹는 횟수는 약 620회 정도밖에 안 된다. 하지만 불과 100여 년 전만 해도 무려 6배 정도나 더 많이 씹었다고 한다.

그럼 씹는 것과 뇌는 어떤 관계가 있을까?

한 연구에 따르면, 18~40세까지 12명에게 껌을 씹게 한 뒤 뇌 혈류량이 어떻게 변화하는지 조사했더니 씹을 때마다 혈류량이 대뇌의 감각운동령에서는 25~28퍼센트, 미각중추에서는 9~17퍼센트, 소뇌 등에서는 8~11퍼센트나 증가했다고 한다.

그러나 씹기를 중지하면 혈류량이 원래대로 돌아갔다. 또 다른 실험에서는 씹을 때마다 대뇌 신경세포가 활발해졌다는 결과도 나왔다. 더욱이 치아가 좋지 않을수록 치매에 걸릴 확률이 높아진다고 한다. 제대로 씹지 못한 탓이다.

노령기에 턱의 힘이 약해지면 해마의 움직임이 감소하면서 기억력이 떨어진다.

뇌를 활성화시킨다는 의미에서도 딱딱한 먹을거리 중심으로 식생활을 바꾸고 씹는 횟수를 늘리자. 그렇다고 씹는 횟수를 정하는 건 불가능하니까 식사 시간을 평소보다 배로 늘리는 것이 어떨까?

그리고 오징어나 쥐포 등을 질근질근 씹는 것도 뇌의 혈류량을 늘리는 데 효과적이다. 후닥닥 해치우기보다는 천천히 음미

하는 식습관을 들이면 뇌의 건강뿐만 아니라 다이어트에도 도움
이 된다.

❀ 주의!

시간에 쫓기면 자기도 모르는 사이 대충
씹어 삼키게 된다. 그런 때일수록 심호
흡을 하고 천천히 꼭꼭 씹어먹자. 그러
면 마음도 차분해질 것이다.

❀❀❀ 효과 만점!

씹으면 씹을수록 뇌의 혈류량은 증가한
다. 지금보다 3~4배 더 많이 씹는다는
기분으로 씹고 또 씹자!

복제인간은 뇌도… 똑같이 생겼을까?

머리 좋은 것도 유전이라면 같은 유전자로 만든 복제인간은 뇌도 똑같을까?

뇌 설계는 유전자만의 문제가 아니기 때문에 얼굴이나 생김새는 같을 지언정 뇌는 다르다. 더욱이 일란성 쌍둥이(같은 유전자를 가짐)의 IQ 일치율이 높은 것은 유전자 때문이라고 믿어왔지만, 최근의 연구에서 유전자 못지않게 같은 자궁에 있을 때의 환경 또한 IQ에 지대한 영향을 끼친다는 사실이 속속 밝혀지고 있다. 즉, 유전자가 같아도 태어날 때까지의 환경에 따라 뇌가 달라진다는 것이다.

최근 복제 연구가 보고된 고양이의 경우, 하나의 체세포에서 만들어진 복제고양이가 한 마리는 흰 바탕에 갈색과 금색 무늬인 데 반해, 또 한 마리

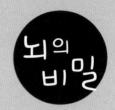
는 흰 바탕에 회색 줄무늬였다. 성격도 한 마리는 내성적, 또 한 마리는 왕성한 호기심의 소유자였고 체격도 전혀 달랐다고 한다.

　뇌뿐만 아니라 생김새나 성격도 엄마 뱃속에 있을 때부터 환경의 영향을 많이 받는다는 얘기다. 그렇다면 완전히 나와 동일한 인간을 만들기 위해서는 동일한 환경에 동일한 유전자를 지닌 복제 조건을 갖추지 않으면 안 되는데 그것은 현재 기술로는 불가능하다.

　한 생명체의 능력이나 형태가 유전자로만 정해지지 않는다는 사실은 우리가 살아가는 데 정말 커다란 위안이자 희망이 아닐 수 없다.

Chapter 05

잠깐의 운동이
잠자는 두뇌를 깨운다

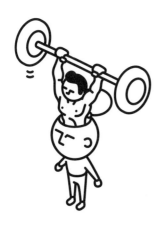

최근 가벼운 운동이 치매 예방에 도움이 된다는 연구 결과가 나왔다.

뇌는 우리가 생각하는 것보다 훨씬 더 많이 운동을 좋아하고 즐긴다.

다만 무리한 운동은 뇌를 튼튼하게 단련하기는커녕 혹사만 시킬 따름이다.

Chapter 05에서는 몸에 무리가 가지 않는 가벼운 두뇌 체조를

소개하고자 한다.

당신의 운동 습관은?

◌ 매일 20분 정도 걷는다.

◌ 되도록이면 계단으로 올라간다.

◌ 지하철이 홈에 들어오면 뛰어가서 탄다.

◌ 매일 아침 5분 정도는 나만의 체조를 즐긴다.

◌ 버스나 지하철을 타면 서서 간다.

 당신의 두뇌 상태는?

위의 항목 가운데 2개 이하 체크되었다면 위험 신호이다. 좀더 몸을
움직일 필요가 있다. Chapter 05의 두뇌 자극 훈련으로 잠자고 있는
당신의 몸과 뇌를 깨워보자!

하루 20분씩
빨리 걷기

- 적당한 운동으로 뇌의 혈류량을 늘린다 -

근육의 움직임이 클수록 뇌는 더 많이 자극된다

운동과 뇌는 무관하다고 생각하기 쉽지만, 천만의 말씀이다. 뇌에서 근육을 움직이라고 명령하지 않으면 달릴 수도, 걸을 수도 없을 것이다.

운동 명령은 운동신경의 중추인 전두엽에서 내려진다. 실제 뇌 혈류량을 체크해보면 '손발을 움직여'라는 명령이 나오기 전에 대뇌 운동신경의 중추에서는 이미 혈류량이 늘어난다. 한마디로 뇌는 운동을 통해서도 자극을 받는다는 말이다.

근육의 움직임이 클수록 뇌에 대한 자극도 커진다. 그러므로 근육이 가장 많이 분포해 있는 넓적다리를 움직여 걷거나 달리는 운동이 뇌를 단련하는 데에는 가장 효과적이다.

최근 매일 운동을 하는 사람은 알츠하이머에 걸릴 확률이 줄어든다는 사실이 밝혀졌다.

어느 뇌과학 연구팀은 치매에 걸리지 않은 65세 이상의 노령 인구 9,008명을 보행보다 강한 운동을 주 3회 이상 실시하는 '적극적인 운동' 그룹과 보행 정도의 운동을 주 3회 이상 실시하는 '소극적인 운동' 그룹, 그리고 운동을 전혀 하지 않는 '운동 기피' 그룹, 이렇게 3그룹으로 나누어 5년간 추적 조사를 벌였다.

조사 결과 '적극적인 운동' 그룹이 '소극적인 운동' 그룹이나 혹은 운동을 전혀 하지 않는 '운동 기피' 그룹보다 치매에 걸릴 확률이 훨씬 적었다고 한다.

그 이유 가운데 하나로 운동으로 인해 뇌 혈류량이 증가했다는 사실이다. 또한 운동을 통해 뇌가 자극되어 뇌의 성장인자나 신경전달물질이 생성되는 건 아닐까 추측하고 있다.

산책 시간은 오감 단련 시간

그렇다면 적당한 운동량은 어느 정도일까?

하루 20분 정도 빨리 걸으면 뇌가 아주 흡족해한다. 물론 다이어트도 되니 몸도 좋아할 것이다.

그렇지만 사정상 운동 시간을 따로 내기가 힘들다면 출퇴근을 할 때 집에서 지하철역이나 버스정류장까지 조금 속도를 내서 걷자. 빨리 걷다 보면 어느새 머리도 상쾌해질 것이다.

하지만 숨이 끊길 듯 격한 운동은 지방이 연소되지 않아 다이어트나 뇌의 활성화에 전혀 도움이 안 된다. 실내에서 달리는 러닝머신도 마찬가지이다. 게다가 헬스장에 꾸준히 다니려면 상당한 노력이 필요하다.

그에 비해 산책은 밖으로 나가 걷는 것만으로도 계절의 변화를 실감하고 꽃이나 나무의 변화를 관찰할 수 있다. 꽃향기와 거리의 냄새는 후각도 자극한다.

개를 데리고 산책을 나가면, 개가 땅에다 코를 박고 킁킁거리느라 움직이지 않을 때가 있다. 다른 개가 누고 간 오줌 냄새를 맡으면서 나름대로 상대에 대한 정보를 분석하는 것이라고 한다.

인간은 그런 점에서 후각 능력은 좀 떨어질지 몰라도 시각 능력은 월등하다. 산책을 하면서 눈으로 거리의 변화를 감지하고, 거기에다 처음 가보는 길을 걷는다면 뇌가 건강해질 것이다.

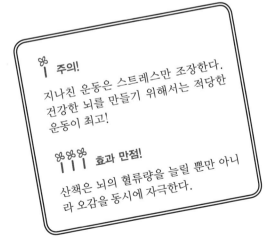

주의!
지나친 운동은 스트레스만 조장한다.
건강한 뇌를 만들기 위해서는 적당한
운동이 최고!

효과 만점!
산책은 뇌의 혈류량을 늘릴 뿐만 아니
라 오감을 동시에 자극한다.

잘 쓰지 않는 손으로
문자메시지 날리기

- 건전한 놀이로 두뇌 운동을 한다 -

서투른 손동작이 뇌를 자극한다

휴대전화로 메시지를 보내는 기능이 새롭게 선보였을 때, 0부터 9까지의 버튼으로 문자를 입력하는 건 아무래도 번거로워서 사람들에게 외면당할 것이라고 다들 입을 모았다. 하지만 예상은 완전히 빗나갔다. 반년도 채 되지 않아 젊은이들은 문자메시지를 보내는 데 열광했다.

문자메시지 기능은 컴퓨터를 다루지 않은 사람이 오히려 더 빨리 익혔다. 이미 컴퓨터 자판에 익숙한 사람은 아무래도 휴대전화로 글자를 찍는 것이 헷갈리고 낯설었던 탓이다. 하지만 지금까지 여러 번 강조했지만, 머리가 좋아지는 비결은 낯선 세계로 모험을 떠나는 일이다. 또한 손동작은 뇌에 엄청난 자극이 된다. 한때 머리가 좋아진다고 해서 볼펜 돌리기가 유행한 적이 있는데, 그렇게까지 하지 않아도 피아노를 치거나 게임을 하는 등의 일상 활동만으로도 충분히 손가락 운동을 할 수 있다.

우리 뇌는 손가락만 움직여도 싱싱해진다. 다만 자꾸 반복해서 익숙해지면 자극이 반감된다. 익숙해진다는 것은 그만큼 행동이 무의식적으로 고정되어 버린다는 의미이다. 글자를 입력할 때도 자판의 위치를 하나하나 확인하면서 치면 뇌에 자극이 되지만, 자판을 보지 않고 칠 만큼 능숙해지면 아무런 자극이 되지 못한다.

뇌 입장에서 보면 정해진 기억만 사용하는 따분하고 지루한 일일 뿐이다. 우리가 '맨날 하는 일'이라고 마음을 놓는 순간, 뇌는 싫증을 내며 뭔가 새로운 것을 갈망하게 되는 것이다.

휴대전화로 문자메시지를 보내는 경우도 마찬가지이다. 평상시 잘 안 쓰는 손으로 문자를 찍는 등의 새로운 자극을 주는 것이 중요하다. 제대로 손에 익지 않아서 엉뚱한 글자를 남발하는 바로

●● 반복 동작은 '생각 없는 뇌'를 만든다

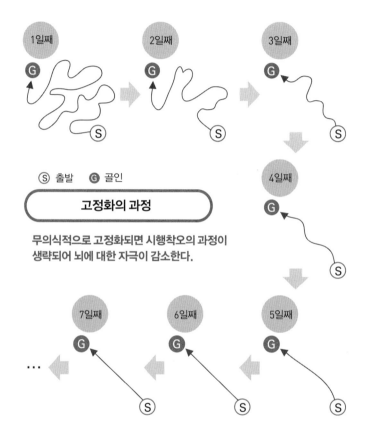

ⓢ 출발　　ⓖ 골인

고정화의 과정

무의식적으로 고정화되면 시행착오의 과정이
생략되어 뇌에 대한 자극이 감소한다.

그런 실수가 뇌에는 훌륭한 영양제가 된다.

아이들이 좋아하는 게임기는 손가락을 많이 움직여서 뇌에도 많은 자극이 되리라고 생각하기 쉽지만, 실제 게임할 때 뇌세포의 움직임을 살펴보면 시각과 운동중추뿐이라고 한다. 이 또한 게임에 익숙해지면서 뇌를 충분히 사용하지 않기 때문이다. 오히려 간단한 암산을 할 때 뇌세포가 더 광범위하게 사용된다.

아이의 장래를 위해 '생각하는 뇌'를 만들어주고 싶다면, 컴퓨터 게임 시간을 줄이고 창조적인 작업에 보다 많은 시간을 투자하도록 이끌어야 한다. 장기나 바둑이 재미있는 이유는 앞으로 전개될 내용을 예측할 수 없기 때문이다. 시시각각 달라지는 상황에서는 스스로 머리를 굴릴 수밖에 없다.

머리가 좋아지고 싶다면, 머리를 제대로 쓰는 건전한 놀이가 역시 최고라는 이야기다.

❀ 주의!
서툴렀던 손동작도 계속하다 보면 익숙해진다. 어쩌다 가끔 실천에 옮겨야 효과가 크다.

❀❀❀ 효과 만점!
손가락 운동은 두뇌 운동에 효과 만점! 여러 가지 동작을 궁리해보자.

손가락 사이에
볼펜 끼우고 글자 쓰기

- 새로운 운동으로 소뇌를 단련한다 -

만능 스포츠맨은 소뇌가 좋다

프로 골퍼이자 프로 야구선수, 테니스 선수이면서 동시에 수영 선수는 극히 드물다. 이는 스포츠에 따라 움직이는 근육이 달라서이기도 하겠지만, 가장 큰 이유는 뇌 속의 운동 프로그램이 서로 다른 탓이다. 그 때문에 만능 스포츠맨이라 해도 모든 스포츠를 프로처럼 완벽하게 해내지는 못한다.

예를 들면 미국의 농구 스타 마이클 조던은 농구를 그만두고 프로 야구선수를 꿈꾸었지만, 결과는 좋지 않았다. 농구와 야구는 근육은 물론이고 뇌 사용법이 다르기 때문이다.

'운동신경이 좋다'는 말은 소뇌의 움직임이 일반인보다 활발하다는 뜻이다. 새로운 운동을 시작하면 소뇌가 자극을 받는데, 이를 잘 이용하면 아주 간단한 방법으로도 두뇌 단련 효과를 극대화시킬 수 있다.

자, 집게손가락과 가운뎃손가락 사이에 볼펜을 끼우고 글씨를 써보자. 무척 불편할 것이다. 어쩌면 처음 글자 연습을 하던 어린 시절이 떠오를지도 모른다. 하지만 뇌가 다시 젊어질 수 있다면 그런 불편함 정도는 감수할 수 있지 않겠는가.

주의!
소뇌를 단련시키려면 새로운 스포츠에 도전해봐라. 낯선 규칙을 익히고 사용하지 않던 근육을 단련하는 동안 소뇌가 단련될 것이다.

효과 만점!
새로운 것을 많이 경험해야 소뇌가 단련된다.

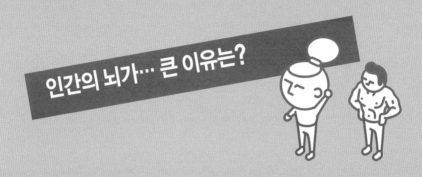

인간의 뇌가… 큰 이유는?

물론 지능이 높기 때문이다. 체중 1kg당 대뇌피질의 용량을 비교하더라도 인간은 다른 동물에 비해 뇌가 훨씬 크다. 뇌의 크기 덕분인지 인간은 놀라운 작업기억(working memory) 능력이 있다. 이는 받아들인 정보를 일시적으로 머리에 저장해두는 기억을 말한다.

장기나 바둑의 달인은 대국 순간의 말이나 바둑알의 위치를 정확하게 기억해서 이어서 진행되는 다음날의 대국 전략까지 짠다. 보통 사람들도 그 정도까지는 아니더라도, 전화벨이 울려 전화를 받고 와도 다시 하던 일을 계속하는 데에는 아무런 문제가 없다. 모두 작업기억 덕분이다.

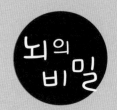

작업기억 기능은 대뇌 전체에 퍼져 있지만, 특히 중추가 되는 곳은 전두엽에 있는 전두연합령이다. 그래서 인간의 뇌는 전두엽이 특히 크다.

인간은 항상 과거를 되돌아보며 행동한다. '이 장소는 위험했지'라는 기억이 있으면 자리를 피하거나 행동을 조심하는 것도 모두 과거를 기억할 수 있기 때문에 가능하다. 작업기억은 '방금 전'과 '지금'이라는 짧은 순간에 그 능력이 특히 돋보인다.

인간은 이와 같이 다양한 종류의 기억을 능숙하게 구사함으로써 씩씩하게 살아갈 수 있다. 그렇게 뇌는 점점 진화하면서 커진 것이 아닐까?

Chapter 06

작은 성공이
뇌를 싱싱하게 단련한다

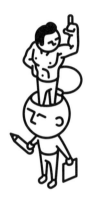

두뇌를 활성화시키기 위해서는 스스로 무언가를 달성했을 때의 기억이 필요하다.

성공에 대한 기억은 또 다른 일을 하려는 의욕으로 이어지고,

의욕은 뇌를 자극한다.

그렇다고 화려한 성공을 좇아 아등바등 살 필요는 없다.

뇌는 작은 성공을 하나둘 이뤄가는 것을 더 좋아한다.

당신의 라이프 습관은?

◌ 한 번 실패하면 다시 도전하고 싶은 마음이 싹 가신다.

◌ 하는 일마다 되는 게 없어서 되도록 일을 벌이고 싶지 않다.

◌ 최근 식욕이 전혀 없다.

◌ 이유 없이 두통, 현기증, 복통과 같은 증상이 나타나곤 한다.

◌ 끝까지 일을 밀고 나가지 못한다.

 당신의 두뇌 상태는?

위의 항목 가운데 2개 이상 체크되었다면 당신의 뇌는 우울증에 걸렸을 가능성이 높다. 그 상태로는 새로운 아이디어를 만들어내는 일 자체가 불가능하다. Chapter 06의 두뇌 자극 훈련으로 뇌에 활력을 주자!

하루에 하나씩
성취감 맛보기

- 작은 성취감으로 의욕을 되살린다 -

성취감은 의욕을 불러일으킨다

왜 뭔가를 이뤄내면 기쁨의 미소가 절로 지어질까? 좋아서 하는 일은 밤을 새워도 왜 전혀 피곤하지 않을까?

한 실험에서 쥐에게 스스로 뇌의 일정 부위를 자극하는 장치를 누르게 했더니, 쥐는 몇 번이고 계속해서 그 장치를 눌렀다고 한다. 그 장치는 뇌 신경세포가 모여 있는 장소를 자극하여 쥐에게 쾌감을 주는 것이었다.

쥐는 쾌감을 느끼자 도파민(dopamine)이라는 신경전달물질을 분비했다. 도파민은 기쁨이나 즐거움의 감정을 느끼게 할 뿐만 아니라, 뇌 신경세포를 발달시켜 두뇌의 회로를 확장시킨다. 도파민이 의욕 호르몬이라고 불리는 이유도 바로 그 때문이다.

도파민이 즐거움을 느낄 때 분비된다면, 도파민이 샘솟는 환경을 만들어주면 뇌 신경세포가 행복해서 활기차지지 않을까?

만약 즐거운 마음으로 공부나 업무를 한다면, 마르지 않는 샘물처럼 도파민이 끊임없이 분비되어 뇌가 '빨리 이해하고 많이 기억하는 똑똑한 뇌'로 변할 것이다.

우리나라 사람들이 영어를 몇 년씩 공부하고서도 말 한마디 제대로 못 하는 이유는, 영어에 대한 중압감 때문에 즐거운 마음으로 공부하지 못해서라고 하지 않는가.

그렇다면 영어를 즐길 수 있는 환경을 만들어주면 어떨까? 외국인 애인과 이야기를 나누기 위해서, 혹은 좋아하는 재즈를 공부하기 위해서라면 영어공부에 더욱 의욕적으로 매달릴 수 있을 것이다.

작은 일이라도 '해냈다'는 기쁨을 맛본 사람은, 그때의 짜릿한 성취감을 기억하며 계속해서 무언가를 이루고자 최선을 다한다.

●● 의욕을 잃지 않는 메커니즘

의욕, 도파민에 달려 있다!
도파민이 많이 분비될수록 목표에 점점 가까워진다.

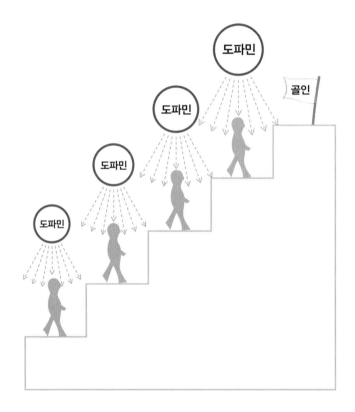

정말로 영웅은 미인을 좋아할까?

도파민은 남성 호르몬인 테스토스테론과 연관이 깊다. 성취감을 느끼면 테스토스테론이 증가한다는 사실은 일 잘하는 남성이 좀더 동물적인 본능에 충실하다는 추론을 가능하게 한다.

의욕을 잃지 않기 위해서는 조금 쉽게 달성할 수 있는 작은 목표를 항상 눈앞에 매달아두자. '이 일은 오늘 안에 꼭 끝내고 말 거야!', '토요일에는 맛있는 걸 먹으러 가야지', '주말에는 애인과 영화관에 갈 거야' 같은 작고 일상적인 목표를 세우고 꼭 지켜내면, 그야말로 '머리가 좋아지는 지름길'로 들어선 것이다.

그러다 점차 목표를 크게 잡아가면 샘솟는 의욕과 아울러 그에 걸맞은 노력도 가능해진다.

⚜ **주의!**
목표는 작고 실현 가능한 것으로 잡는다. 목표를 하나하나 이뤄가면 도파민은 점점 더 많이 분비될 것이다.

⚜⚜⚜ **효과 만점!**
'해냈다'는 성취감이 도파민 분비를 촉진시켜 끊임없이 의욕을 불러일으킨다.

목표를
글자와 소리로 확인하기

- 읽고 쓰는 행위로 목적의식을 확고히 한다 -

합격과 불합격은 생각의 차이에서 온다

목적의식은 생활에 긴장감을 높여 잠자는 뇌에 활력을 불어넣는다. 반면에 자신의 일을 하찮게 여겨 불만투성이라면 업무나 공부에 의욕이 생길 리가 없다.

입시공부도 '이 지긋지긋한 공부가 빨리 끝났으면 정말 좋겠다', '시험아, 제발 빨리 끝나다오' 하는 마음을 무의식적으로라도 갖고 있다면 결과가 좋을 리가 없다. 설사 일류대학을 목표로 삼는다고 해도, 기꺼운 마음으로 최선을 다하지 않으면 절대 성적을 올릴 수 없다.

일류대가 좋고 나쁘고를 떠나서, 일류대에 입학하는 학생 가운데 20퍼센트 정도는 그 어떤 어려운 시험이라도 쉽게 합격할 수 있는 진정한 엘리트들이라고 한다.

유감스럽게도 그들은 선천적으로 머리가 좋은 사람들이다. 유전자가 문제이니 아무리 노력을 해도 결코 따라잡을 수 없는 사람들이라는 말이다.

하지만 나머지 80퍼센트는 평범한 능력을 가진 보통 학생들이라고 한다. 의욕을 갖고 열심히 노력한다면 이 80퍼센트 안에 들어갈 가능성은 누구에게나 열려 있다. 그렇다면 이 80퍼센트 학생들과 그렇지 못한 학생들의 차이는 무엇일까?

'일류대에 들어가고 싶다'는 목적의식을 확실히 갖고 있느냐 없느냐이다. '일류대 입학'이라는 목표를 확실히 세움으로써 뇌는 전력투구할 수 있는 것이다.

'할 수 없다'고 생각하면 뇌는 정말 못 한다

만약 반드시 이루고 싶은 일이 있다면, 우선 실현 가능한 목표를 세우고 한 발 한 발 앞으로 나가야 한다.

성적을 올리고 싶다면 먼저 지금보다 조금 나은 점수를 목표로 삼는다. 그 목표가 달성되면 다음에는 더 높은 목표를 잡고, 그 다음은 전교에서 몇 등, 이런 식으로 점차 목표를 높여간다.

물론 목표가 높아질수록 어려움도 그만큼 커질 것이다. 하지만 목표에 대한 간절함이 크면 뇌는 목표를 이루기 위해 최고의 능력을 발휘할 수 있는 회로를 만들어간다. 즉 뇌가 의욕적으로 변해가는 것이다.

목적의식, 이것이 바로 뇌를 움직이는 특효약이다. 하지만 머릿속으로 막연하게 생각만 하는 목표는 전혀 도움이 안 된다. 글자로 써보고 큰 소리로 읽어보면서 확실하게 뇌에 입력시키자. 그런 다음 매일 아침저녁으로 다시 보고 또 보면서 뇌에 깊이 새겨두자.

'마음만 먹으면 못 할 일이 없다'는 얘기를 종종 듣는데, 맞는 말이다. '할 수 있다'는 자신감을 갖고 힘껏 노력하면 뇌도 도울 것이다.

주의!
무리한 목표는 금물! 뇌는 하루아침에 바뀔 수 없다. 착실하게 목표를 세우고 천천히 뇌를 변화시키자.

효과 만점!
소리 내어 읽고, 글자로 쓰는 적극적인 행동을 통해 목적의식을 더욱 확고히 할 수 있다.

테마를 정하고
관련 단어 100개씩 써보기

- 틈틈히 정보의 창고를 채운다 -

나의 아이디어 발상법

역사적인 대발명은 다른 일을 하다가 번쩍 떠오르는 경우가 많았다. 그렇다면 일상생활에서 번득이는 아이디어를 낼 수 있는 방법이 뭘까?

우선 뭐든지 좋으니까 아이디어를 100개 정도 무작위로 떠올려보는 방법을 추천하고 싶다. 내가 출판사 담당 편집자와 책 제목

회의를 할 때 쓰는 방법이다. 100개의 제목을 생각해내는 것은 절대 쉬운 일이 아니다. 그러니 키워드만 정해두고 연상되는 것은 모두 써본다. 아무리 시시한 것이라도 개의치 말고 100개를 채우는 데에 의미를 두자.

이때 중요한 것은 무조건 글자로 흔적을 남겨둘 것! 말로만 하면 나중에 생각해내고자 할 때 잘 떠오르지 않는다.

아이디어를 짜낸다는 것은 뇌에 새겨진 기억의 조각을 서로 연결하는 작업이기도 하다. 따라서 말로 표현하다 보면 시행착오가 거듭되는데, 종이에 적어두면 일목요연하게 사고 과정이 기록돼 불필요한 시간을 줄일 수 있다.

100개의 아이디어를 적다 보면 처음에는 생각지도 못한 전혀 다른 목적지에 다다르는 경우도 있다. 그것이 이 방법의 묘미다.

뭐든지 좋아하는 것을 100개 적어본다든지, 컴퓨터와 관련된 단어를 100개 채운다든지 하면서 이 방법을 일상생활에서도 활용해보자.

평상시 그런 훈련을 하다 보면 다양한 분야에 흥미를 갖게 되고 새로운 정보도 많이 얻게 되어 정말 필요할 때 멋진 아이디어를 떠올릴 수 있을 것이다.

또 한 가지, 평소 많은 기억의 조각들을 모아둬라. 정보가 많을수록 아이디어도 샘솟는 법이다.

✿ | 주의!
정보 수집은 아이디어를 짜내는 기본 조건이다. 자신과 관련이 없는 분야의 책이라도 일단은 읽어두자. 그러면 정보 창고는 배로 늘어난다.

✿✿✿ 효과 만점!
||| 효과 만점!
글로 기록하는 과정에서 뇌에 새겨진 기억이 되살아난다. 그것이 모이고 모이면 드디어 아이디어가 알을 깨고 나온다!

Young Brain
25

무엇이든
뒤집어서 생각해보기

- 다양한 관점으로 사물을 바라본다 -

기발한 발상은 시간과 비례하지 않는다

누구나 남들이 생각지 못한 기발한 아이디어를 갈망한다. 하지만 남과 다른 발상을 하기란 생각처럼 쉬운 일이 아니다.

자, 기발한 아이디어 발상법을 하나 소개하겠다. 바로 '시점 바꾸기'이다. 뇌의 유연성을 회복하고 조금 색다른 아이디어를 떠올리는 데 도움이 될 것이다.

시점을 바꾼다는 것은 크기나 형식을 완전히 바꾸는 사고법이다. 남들과 다른 발상은 고정관념을 탈피한 예외성을 추구하는 자세에서 나온다. 예를 들면 컴퓨터 하면 자판, 자판 하면 컴퓨터 라는 고정관념이 우리에게는 뿌리박혀 있다. 그래서 보통 사람들 이라면 '자판을 이렇게 바꿔서……' 하는 생각에서부터 출발하기 쉽지만, 처음부터 아예 자판이 없는 경우를 상상해보면 어떨까?

손으로 직접 쓰거나 말이나 뇌파로 입력하는 방법 등 좀더 상상 의 나래를 펴면 기발한 발상은 무한하다. 실제로 뇌에서 직접 '팔 을 움직여'라는 명령을 내려 로봇 팔을 움직이게 하는 실험이 최 근 성공을 거두었다.

다양한 관점으로 사물을 바라본다

자신이 처한 시점, 아이의 시점, 소비자의 시점 등 보는 각도를 달리 하는 것도 하나의 방법이다. 눈높이를 어디에 맞추느냐에 따 라 작품이나 아이디어는 크게 달라진다.

히트 상품에 얽힌 에피소드를 하나 소개하겠다. 어떤 어린이용 상품을 기획하는 사람이 증명사진을 찍는 기계 앞에서 고등학생 들이 왁자지껄하게 떠들며 사진을 찍는 모습을 보고, 사진을 스 티커처럼 뗐다 붙였다 하거나 사진 테두리에 장식을 덧입히면

젊은이들이 좀더 좋아하지 않을까 하는 생각을 했다. 그 결과 탄생한 것이 바로 스티커 사진이다. 또 강아지 소리를 번역하는 기계는 '강아지가 인간의 언어를 구사할 수 있다면 어떻게 될까?'라는 엉뚱한 생각에서 나온 결과라고 한다.

아이디어는 '쥐어 짜내는' 것이 아니라, 눈앞에 있는 것에서 힌트를 얻는 경우가 더 많다. 하지만 유감스럽게도 우리는 그것을 깨닫지 못하고 있다. 일상생활에서 문득 '이랬으면, 저랬으면' 하는 바람을 가진 적이 있는가? 그럴 때가 바로 '시점의 전환'이 '발상의 전환'으로 이어질 수 있는 순간이다.

다양한 시점에서 보고 매사를 뒤집어서 생각해라. 세상을 깜짝 놀라게 할 만한 아이디어가 분명 당신 머릿속 어딘가에 숨어 있을 것이다.

※ **주의!**
아이디어의 재료 · 소재 · 바탕은 바로 당신 눈앞에 있다. 평소 일어나는 여러 가지 일을 다양한 관점에서 바라보면 참신한 아이디어가 나온다.

※※※ **효과 만점!**
여러 각도에서 바라보기가 절대 쉽지 않다. 하지만 그런 힘든 작업이 유연한 뇌를 만들 수 있다는 점을 잊지 말자.

머릿속 생각을
세상 밖으로 끄집어내기

- 자신의 생각을 객관화한다 -

아이디어를 실현하려면 먼저 말로 표현하라

기존의 뇌과학 연구에서는 좌뇌와 우뇌의 역할 분담이 확실하다고 알려져왔다. 그러나 최근의 연구에서 우리의 뇌는 칼로 자르듯 역할이 나눠지지 않는다는 의견이 제기되고 있다. 뇌는 상상이상으로 복잡한 회로를 갖고 있으며, 동시에 유연한 방식으로 사물을 바라본다는 뜻이다. 그러므로 우리는 뇌의 유연성을 살려줄

필요가 있다.

내가 꼭 추천하고 싶은 방법은 자신의 아이디어를 우선 말로 해보는 것이다. 말만 번지르르한 사람으로 몰릴지도 모르고, 말도 안 되는 황당한 얘기만 한다고 바보 취급을 당할지도 모르지만, 타인의 시선에 일일이 신경쓸 필요가 없다. 생각을 말로 표현하는 것은 자신의 아이디어를 실현하는 첫걸음이고, 또 두뇌 전체를 사용하는 효과적인 방법이다.

일단 언어의 옷을 입고 밖으로 뛰쳐나온 생각은 문자나 음성의 옷으로 살짝 갈아입은 뒤, 다시 뇌 속으로 들어가 재편집되며 새로운 해석이 이루어진다. 머릿속의 생각을 한 발짝 떨어져서 객관적으로 되돌아보는 것이다. 또한 세상 밖으로 탈출한 머릿속 생각은 다음 아이디어를 만들어내는 자양분이 된다.

세상 사는 이야기에서 모든 것이 시작된다

남에게 굳이 말하기 쑥스럽다면 글로 써서 남기거나 컴퓨터에 입력해놓는 것도 좋은 방법이다. 머릿속 생각을 글로 남겨두면 다른 일에 종종 힌트가 된다.

내 경험상 새로운 책의 기획은 갑자기 생각나기도 하지만, 찻

집에서 편집자와 이야기를 나누는 동안 떠오르는 경우가 더 많았다. 대단치 않은 나의 아이디어에 상대가 반응을 보이면서 더욱 흥미로운 소재로 발전해가기도 한다.

머릿속 생각만으로는 새로운 아이디어가 샘솟기 힘들다. 일단 말로 뱉거나 글자로 남기거나 그림으로 그리는 등의 표현 활동을 통해서만 뇌 속에 새로운 두뇌 회로를 구축할 수 있다.

어쩌면 생각을 표현하기 전에 '이런 말도 안 되는 얘기를 꺼내도 되나' 하며 주저할지 모른다. 하지만 시시하다, 아니다는 상대가 판단할 문제이다. 괜히 먼저 걱정할 필요가 없다.

만약 자신의 아이디어를 들어줄 만한 동료, 장소, 모임이 있다면 그런 자리에서 자유롭게 자신의 의견을 표현함으로써 뇌를 갈고 닦자.

유명한 사상가, 예술가들은 대부분 타인과 세상 돌아가는 이야기를 하면서 생각을 다듬었다고 한다. 자신의 생각에만 갇혀 있다면 아이디어가 고리타분해지기 쉽다. 참신하고 기발한 생각은 타인과 대화를 나누는 동안 탄생한다.

❀ **주의!**

아무리 훌륭한 아이디어라도 머릿속에 갇혀 있다면 무용지물이다.

❀❀❀ **효과 만점!**

자신의 생각을 말로 표현하면 객관적으로 볼 수 있다. 또 그것이 다음 아이디어의 힌트가 되기도 한다.

일주일에 한 번
휴대폰 꺼두기

- 가끔 뇌에게 휴식을 준다 -

뇌에게 '혼자만의 시간'을 준다

휴대전화의 대중화로 우리는 더 이상 시간 때우기에 머리를 쓰지 않아도 된다. 문자메시지를 보내거나 게임을 하거나 주식 정보를 알아보는 등, 휴대전화 하나만 있으면 할 일이 무궁무진하다.

뇌는 깨어 있는 동안 쉼없이 움직이며 일한다. 정보를 수집하거나 누군가와 이야기를 나누거나 운동을 하면서 말이다. 뇌는 무료함을 제일 싫어해서, 할 일이 없어지면 이번에는 곰곰이 사색에

●● 뇌에도 가끔 휴식이 필요하다

정보의 홍수에 빠져 있으면…

정보

정보

정보

정보

정보

'펑' 터지기 일보 직전

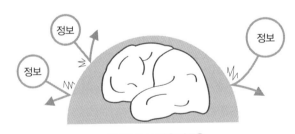

정보를 차단하면…

정보

정보

정보

충분한 휴식. 다음 자극을
준비한다.

빠진다. 옛 기억을 끄집어내거나 걱정거리를 생각하거나……. 이런 사색의 시간에 뜻밖의 아이디어가 탄생하기도 한다. 아무 생각 없이 넋을 놓고 있을 때야말로 뇌가 제 능력을 맘껏 발휘할 수 있다는 얘기다.

뇌에게 뭔가를 곰곰이 생각하게 하려면 때때로 뇌를 심심하게 만들 필요가 있다. 뇌가 하품할 때는 청각이나 시각 등의 센서는 거의 정지된다. 그러면 정보가 뇌로 들어가는 길이 차단되기 때문에 뇌는 자동적으로 휴식 상태가 된다.

이렇게 되면 뇌 속에서는 신경전달물질의 분비가 눈에 띄게 줄고, 자극에 대한 반응도 둔해진다. 물론 뇌 신경세포가 새로운 두뇌 회로를 만들지도 않는다.

그러나 이런 상황이 뇌 입장에서 보면 결코 나쁜 것만은 아니다. 다음 자극을 받아들이기 위한 준비 단계인 것이다. 물론 이 상태가 오래 가면 습관화가 될 수 있으니 주의해야 한다.

정보를 차단하여 뇌를 쉬게 한다

현대 사회는 의식적으로 정보를 차단하지 않으면, 뇌가 심심할 틈이 없다. 휴대전화처럼 뇌를 자극하는 도구가 늘 주위에 널려 있기 때문이다.

그렇다면 뇌를 잠시 쉬게 해줄 방법이 없을까? 일주일에 하루 정도는 휴대전화 끄는 날을 만들어보자. 전혀 다른 하루를 보낼 수 있다.

나는 가끔 취재차 배를 타는 경우가 있다. 망망대해에서는 휴대전화도, 일반 전화도 제대로 연결되지 않는다. 배에 설치되어 있는 TV도 집에 있을 때만큼 채널이 다양하지 않다. 선상에서 다양한 이벤트가 진행되지만 대체로 지루한 나날이다.

그러나 그 점이 오히려 뇌 건강에는 도움이 된다. 지루함에서 벗어나고자 옛 추억을 떠올리거나 전혀 새로운 생각을 하게 되니 말이다. 정보로부터 멀리 떨어진 탓에 맛보는 약간의 불편함이 뇌가 새로운 발상을 펼칠 수 있도록 멍석을 깔아주는 셈이다.

❀ 주의!
평소 과로하는 뇌를 위해 꼭 휴식 시간을 마련해줘야 하지만, 그렇다고 '항상' 뇌가 하품만 하고 있다면 당신의 뇌는 곧 잠들 것이다. 가끔만 쉬게 하자.

❀❀❀ 효과 만점!
뇌도 활동을 멈추고 휴식 시간을 즐겨야만 보다 높이 점프할 에너지를 재충전할 수 있다.

낯선 시간에
낯선 프로그램 시청하기

- 색다른 경험으로 새로운 정보를 얻는다 -

감정이 깃든 기억은 오래 남는다

제아무리 목석 같은 사람일지라도 기억에 남을 만한 추억 하나 쯤은 간직하고 있게 마련이다.

그녀와 처음 만나서 본 영화, 비싼 레스토랑에서 처음 먹어본 음식, 스위스의 풍경 등 추억의 알맹이는 사람마다 다르지만 그 바탕에는 감동과 놀라움 등의 감정이 공통적으로 녹아 있다.

인간의 감정을 관장하는 곳은 '편도체'이다. 그런데 편도체가 자극을 받으면 옆집 해마의 활동을 촉진시킨다. 해마가 활성화되면 기억력이 강화되어 기억에 오래 남는다. 그래서 감정에 얽힌 기억은 오랫동안 잊혀지지 않는다. 하지만 가만히 앉아서 무작정 기다린다고 감정이 생길까? 호기심을 갖고 새로운 일, 평상시와는 다른 일에 눈을 돌리는 자세가 필요하다.

TV 시청은 지극히 일상적인 일이라 우리의 마음을 움직이지 못한다고 여길지 모르지만, 프로그램에 따라서는 색다른 경험을 맛볼 수도 있다.

우리는 대개 '몇 시에는 몇 번, 그 프로그램이 끝나면 다시 몇 번……' 하는 식으로 요일이나, 시간대마다 채널을 정해놓고 시청한다. 그러면 항상 보는 프로그램에만 시선을 빼앗겨 색다른 경험을 할 기회조차 잃어버린다.

드라마 골수팬이라면 교육방송을 보자

자, 좀더 새로운 자극을 즐겨보자. 번거로울 것 없다. 평소 보던 프로그램이 아닌 다른 채널로 리모컨을 돌리면 된다. 매일 드라마만 보는 사람이라면 교육방송이 신선할 것이다.

요즘 교육방송은 예전의 점잖고 지루한 이미지를 벗고 상당히 폭넓은 정보를 제공하는 교양 방송으로 자리매김하고 있다. 평소 교육방송을 즐기지 않던 사람이라면 '와, 이거 교육방송 맞아?' 하며 눈이 휘둥그레질 것이다. 앞에서도 말했지만 그런 감정이 뇌를 튼튼하게 단련해준다.

오늘날 TV는 다중 채널화 시대를 맞이하고 있다. 가끔 케이블 방송을 보고 있자면 갑자기 다른 분야의, 낯선 세계의 정보가 튀어나와 깜짝 놀랄 때가 있다.

자, 연속극이 끝나자마자 바로 채널을 돌려서 교육방송의 원예교실을 보자. 멜로드라마와 원예교실의 부조화가 괴리감을 조성해 뇌를 자극하는 데에는 그야말로 효과 만점이다. 같은 프로그램만 고집하면 언제나 같은 환경만 접하게 된다. 가끔 '즐겨찾기'에서 벗어나서 아주 재미있는 세상을 만나보자.

이제는 TV가 아닌, 인터넷으로도 영상 정보를 즐길 수 있다. 시간에 얽매이지 않아도 되기 때문에, 프로그램이나 콘텐츠의 선택 방법이 중요한 문제로 부각되지 않을까 하는 생각이다.

❀ | 주의!
처음 보는 낯선 프로그램은 색다른 경험과 함께 새로운 정보를 선사한다.

❀❀❀ | | | 효과 만점!
'와!'하는 감동, 놀라움이 강하면 강할수록 강렬한 기억으로 남는다.

구미가 당기지 않는 일에
취미 붙이기

- 새로운 일에 도전하여 다양한 사람을 만난다 -

재활용 시장에 가서 다양한 사람을 만나라

의료현장에 있으면 여든을 넘기고도 건강하게 사는 노인들을 자주 만난다. 그런 사람들에게는 공통점이 하나 있는데, 그것이 바로 호기심이다.

요즘 경기가 나빠지면서 예전의 '아나바다' 운동이 다시 활발해지고 있다. '아껴 쓰고, 나눠 쓰고, 바꿔 쓰고, 다시 쓰는' 아나바다 재활용 시장은 자신이 쓰지 않는 물건을 내다 팔기 때문에 왠지 이득을 많이 보는 것 같은 느낌도 든다.

일단 아나바다 장터에 구경삼아 놀러가자. 아나바다 장터는 다양한 사람들을 만날 수 있는 절호의 찬스이다.

또한 물건을 파는 방식도 각양각색이다. 가만가만 조용히 파는 사람이 있는가 하면, '골라, 골라' 하며 연신 목이 터져라 소리를 질러대는 사람도 있다. 사는 쪽도 10원이라도 깎으려는 사람이 있는가 하면, 부르는 값 그대로 지불하는 사람도 있다. 물건을 사고파는 모습 하나에도 개성이 담겨 있는 것이다. 아나바다 시장을 둘러보면 자신의 좁은 시야를 깨닫게 될지도 모른다.

새로운 일에 도전하는 자세가 젊음의 비결

체험에는 스스로 선택해서 할 수 있는 것과 업무상 어쩔 수 없이 해야만 하는 것이 있다. 재활용 시장에 가는 것처럼 자신이 선택해서 사람들과 직접 부딪치는 체험은 굉장히 재미있다.

실은 나도 처음에는 아나바다 시장에 대해서 시큰둥했지만, 몇 번 가보니 그 재미가 상당했다. 특히 나같이 책상 앞에서 대부분의 시간을 보내며 극소수의 사람들만 만나는 경우에는 재활용 시장이 신선한 체험장이 될 수 있다.

현장 체험은 뇌에게 줄 수 있는 가장 호화로운 만찬이다. 체험이 풍부하면 할수록 새로운 아이디어를 만들어낼 수 있는 환경도 더욱 견고히 갖춰지는 것이다. 직접 부딪쳐 경험하고자 하는 자세야말로 젊게 사는 비결이다.

특히 마흔이 넘으면 귀찮아서 새로운 일에 도전하려 하지 않는 경향이 짙어진다. 하지만 그런 때일수록 자신과 직접적인 관계가 없는 일에 흥미를 갖고 부딪혀보자. 과감하게 뛰어들어 다양한 사람들과 만나면 자연스레 관찰력도 늘고 새로운 정보도 얻게 된다. 당연히 머리도 좋아진다.

> **✂ 주의!**
> 무엇보다 과감하게 뛰어들어라. 현장 체험으로 얻은 경험은 뇌에 가장 가치 있는 재산이 된다.
>
> **✂✂✂ 효과 만점!**
> 관심 밖의 일이라도 일단 시도해보면 의외의 기쁨을 맛볼 수 있다. '한번 해볼까' 하는 호기심이 뇌를 젊게 만든다.

일주일에 한 번,
얌전한 청중 되기

- 정보를 정리하는 시간을 갖는다 -

간단하면서도 어려운 '얌전한 고양이'

의사라는 직업은 아무래도 상대방의 말에 귀기울여야 하는 경우가 많다. 진찰하는 동안 환자의 생활과 고민거리를 들으며 스트레스의 원인 등을 짚어봐야 하기 때문이다. 이야기를 들어주기만 해도 환한 얼굴로 진찰실을 나가는 환자도 간혹 있다.

이제 두뇌 자극 훈련의 마지막 시간이다.

마지막으로 얌전한 청중이 되어보라고 권하고 싶다. 훌륭한 청중은 고개를 끄덕이며 맞장구도 잘 친다. 하지만 결코 쉬운 일은 아니다. 친구들과 대화를 나눌 때도 조용히 듣고만 있기가 무척 어렵다. 자기도 모르는 사이 이러쿵저러쿵 끼어들고 싶은 것이 인지상정이니까.

흔히들 적극적으로 생각을 표현해야 뇌가 좋아한다고 한다. 이 책에서도 초지일관 그렇게 주장했다. 하지만 아주 가끔은 수동적으로 받아들이는 자세도 필요하다.

수동적인 듣기 훈련을 통해 우리는 가능한 한 출력을 자제하고 정보를 입력한 뒤 입력한 정보를 정리할 수 있다.

일주일에 한 번, 적어도 반나절 동안이라도 상대방의 이야기를 조용히 들어주는 건 어떨까? 만약 일상생활에서 그렇게 하기가 여의치 않다면, 강연회라도 찾아가 가만히 앉아 있자. 적어도 강연회 시간만큼은 아무 말 없이 강사의 이야기에 귀기울이게 될 테니까, 완전한 입력 상태가 될 것이다.

❀ **주의!**
입을 꾹 다물고 이야기를 듣고만 있자. 여기에 의견을 말하고 싶어도 참아라. 여기에서 느끼는 이질적인 감정이 뇌에는 자극이 된다.

❀❀❀ **효과 만점!**
얌전한 청중이 됨으로써 정보도 늘어나고, 동시에 정보 정리에도 도움이 된다.

성격은… 유전자가 결정한다?

얼마 전에 '동성애는 유전자와 관련이 있다'는 논문이 화제가 된 적이 있었다. 지금까지 성격은 자라온 환경에 크게 영향을 받는다고 알려져왔기 때문에, 성격이 유전자에 따라 결정된다는 학설은 놀라움 그 자체였다. 물론 이 논문에 대한 반론도 만만치 않다.

그런데 동성애 이외에도 성격을 규정하는 유전자가 발견되었다. 짜릿한 스릴이나 새로운 체험을 추구하는 모험심 강한 성격과, 소극적이면서 위험한 모험을 싫어하는 안정 지향적 성격을 규정하는 유전자가 따로 있다는 얘기다. 위험이 따르더라도 모험을 추구하는 타입은 스트레스를 즐기는 성격일 것이다. 카레이서 등을 그런 성격의 대표주자로 꼽을 수 있다.

대개 모험 추종자들은 신제품을 선호하고 같은 일을 반복하기 싫어하

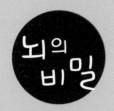

며, 일에도 다양하게 변화를 주고자 한다. 이런 성격의 소유자는 크게 실패할 가능성도 있지만, 반대로 크게 성공할 가능성도 높다. 반면에 동일한 일을 반복해도 그다지 싫증내지 않으며 변화를 달가워하지 않는 성격의 소유자들은 변화무쌍한 모험을 싫어하고 금전적으로도 그다지 욕심 없는 생활을 추구한다.

환경에 따라 자신의 가치관이 변화와 진보를 거듭해 오늘날의 자신이 만들어졌다고 생각할 것이다. 행동을 결정하는 것이 유전자라면 '99퍼센트의 노력'이라는 생각마저도 실은 유전자의 조종일지 모른다.

끝 마치면서

취재차 이탈리아 선박을 타고 에게해 크루즈 여행을 했던 때의 일이다. 배에는 이탈리아, 독일, 미국, 스페인 등 다양한 국적을 가진 사람들이 타고 있었다. 그런데 배에서 안내를 하는 스태프들은 4개 국어, 5개 국어를 유창하게 구사했다.

2개 국어를 하는 사람만 만나도 부러움을 금치 못하고 감탄사를 연발하는 나로서는 경이로움 그 자체였다. 나를 포함한 대부분의 동양인이 영어 때문에 울고 웃으며 엄청난 시간을 투자하고 있는데…….

그런데 '기억'과 관련해 세상의 시각이 많이 바뀐 것 같다. 예전에는 주소나 전화번호를 따로 수첩에 메모해 두어야 했지만, 지금은 휴대전화의 단축키 하나면 충분하다. 또 기억이 가물가물해도 인터넷에서 검색해보면 관련 항목이 좌르르 쏟아진다. 그리고 예전에는 도서관에 가서 백과사전을 뒤져야 했던 지식도 인터넷으로 바로바로 찾아볼 수 있다.

이제 단순한 기억은 기계에 맡기면 그만인 것이다.

현대 사회에서는 사전에 나와 있는 것을 암기하기보다 그것을 어떻게 이용하고 응용하는지의 능력이 더 중시된다. 그럼에도 불구하고 학교 시험에서는 아직도 단순한 기억을 체크하는 문제가 단골손님처럼 등장하고, 시험장에 사전이나 계산기를 들고 들어가는 것이 허용되는 경우는 지극히 이례적이다.

하지만 가까운 장래에는 그런 기계들을 얼마나 능숙하게 사용하는지가 능력 평가의 기준이 될지 모른다. 이미 인터넷 활용도가 업무에 지대한 영향을 끼치고 있으니까 말이다.

'기억력이 좋다 = 머리가 좋다'는 등식이 더 이상 성립되지 않는다면 좀더 새로운 재능과 개성을 펼칠 수 있는 사람이 더욱 많아질지도 모른다.

뇌는 생활습관이나 환경의 영향을 받으면서 변화해간다는데, 같은 환경에 있으면서도 사람에 따라 능력에 차이가 나는 경우를 종종 볼 수 있다. 이것은 유전자나 환경보다도 살아가는 동안의 노력이 차이를 만든다는 것을 의미한다.

　그렇다고 무조건 지식을 머릿속에 입력하는 게 좋다는 건 아니다. 수험생이라면 그런 방법이 도움이 될지 모르지만, 사회에 나오면 창조적인 발상, 탁월한 감각, 기상천외한 아이디어가 필요하다. 그러기 위해서는 뇌를 두루 자극하고 단련시킬 필요가 있다.

이 책에서는 뇌를 단련시키기 위한 비결이나 아이디어를 나름대로 정리해보았다. 대부분 일상생활 속에서 충분히 실천할 만한 것들이다. 물론 좀 어색하고 이상한 부분이 있었을지도 모른다. 그리고 귀찮을 수도 있다. 하지만 그런 노력을 시도하느냐 하지 않느냐가 두뇌 연령을 결정짓는 조건이 된다.

꿈이 실현될 때 우리는 진정한 성취감을 맛보게 된다. 이 책에서 소개하는 두뇌 자극 훈련으로 자신의 꿈을 꼭 이루기를 간절히 바란다.

_ 눈 오는 날에, 요네야마 기미히로

옮긴이 _ 황소연

상명대학교 사범대학 일어교육학과를 졸업한 후 출판사에서 번역과 기획을 담당했다. 현재 '미소가 아름다운 일본어 번역가'로 활발한 활동을 펼치고 있으며, 〈바른번역 출판번역 아카데미〉에서 일본어 강사로 번역가 지망생들을 발굴, 양성하고 있다.
옮긴 책으로는 《내 몸 안의 지식여행 인체생리학》, 《내 몸 안의 주치의 면역학》, 《내 몸 안의 작은 우주 분자생물학》, 《면역습관》, 《내 몸 안의 생명원리 인체생물학》, 《내 몸 안의 두뇌탐험 신경정신의학》, 《우울증인 사람이 더 강해질 수 있다》 등 다수가 있다.

뇌가 20년 젊어지는 두뇌 자극법
3판 1쇄 발행 ㅣ 2023년 8월 17일
3판 2쇄 발행 ㅣ 2024년 3월 29일

지은이 ㅣ 요네야마 기미히로
옮긴이 ㅣ 황소연
펴낸이 ㅣ 강효림

편집 ㅣ 지유
표지디자인 ㅣ 디자인 봄바람

용지 ㅣ 한서지업㈜
제작 ㅣ 한영문화사

펴낸곳 ㅣ 도서출판 전나무숲 檜林
출판등록 ㅣ 1994년 7월 15일·제10-1008호
주소 ㅣ 10544 경기도 고양시 덕양구 으뜸로 130
       위프라임원타워 810호
전화 ㅣ 02-322-7128
팩스 ㅣ 02-325-0944
홈페이지 ㅣ www.firforest.co.kr
이메일 ㅣforest@firforest.co.kr

ISBN ㅣ 979-11-93226-02-5 (03510)